統合失調症を生きる

著 長嶺敬彦
吉南病院 内科部長

精神薬理学から人間学へ

株式会社 新興医学出版社

Schizophrenic Way of Life
～ From Psychopharmacology to Humanity ～

Takahiko Nagamine

© First edition, 2012 published by
SHINKOH IGAKU SHUPPAN CO. LTD., TOKYO.
Printed & bound in Japan

はじめに 〜一人称の視点から〜

　医学は進歩しています。「統合失調症」やその治療薬である「抗精神病薬」についてもさまざまな知見が分かってきました。しかし統合失調症の患者さんは医学の進歩の恩恵に浴し，昔より楽しく生きられているのでしょうか。医学の進歩に呼応する「精神の豊かさ」が得られているのでしょうか。もし精神薬理学や脳科学の進歩が一人の患者さんの「精神の豊かさ」に寄与していないとすれば，それはどうしてでしょうか。医学の進歩を実臨床に応用する視点が欠如しているからではないでしょうか。

　医学の進歩は統合失調症の病態生理学的側面を科学的に解き明かします。少し難しい表現をすれば，「普遍的疾患としての統合失調症」（schizophrenia as a disease）を探索するといえます。しかし病める患者さんやその家族にとっては客観的な統合失調症が問題なのではなく，私的苦痛体験である統合失調症が問題なのです。これは「統合失調症を生きる」（schizophrenic way of life）と表現できます。

　本書の目的は，現代の精神薬理学や脳科学の進歩を「統合失調症を生きる」という一人称の視点で読み解くことにあります。日常診療という私的体験を基盤に，最新のデータを見ていきましょう。医学用語で少し戸惑いを感じるかもしれません。しかしそれはほんの一部です。本書でもっとも伝えたいことは，最新の医学を患者の視点から読み解く努力をすることです。したがって医学書のように病態生理・診断・治療という順序立てた章立てを用いず，小見出しをつけた読み物としました。分かりにくいところは飛ばしてかまいません。読み物として通読していただければと思います。

　ただし本書を通読するとき，一つだけ条件があります。統合失調症をどのような形であれ「身近な存在」に感じることです。病める患者さん，その家族，日夜診療に従事するスタッフ，地域でサポートする人々，そしてこれから精神

医学を学ぼうとする人々，すべての人が「他人事の統合失調症」ではなく「私的苦痛体験である統合失調症」を身近に感じて欲しいのです．そしてみんなで「統合失調症を生きる」(schizophrenic way of life) とはどういうことかを模索し，それぞれの立場で精神薬理学の進歩を「統合失調症を楽しく生きる知恵」に変換してほしいと思います．

目　次

はじめに〜一人称の視点から〜 ··· iii

A．臨床の視座 ··· 1

- ■麻酔科医の発想―精神科薬物療法を外科手術にたとえると ················ 1
- ■もっともすぐれた医療機器は何か ··· 2
- ■役立つ情報とは ··· 3
- ■鍵の文化 ··· 4
- ■何も言えない ·· 5

B．統合失調症とは ··· 8

- ■陽性症状と陰性症状 ··· 8
- ■前駆期の重要性―精神疾患の一次予防ができる可能性 ····················· 9
- ■疾患の近縁性 ·· 11
- ■遺伝は決定論ではない ··· 12
- ■4つのドパミン経路 ··· 14
- ■統合失調症の治療 ··· 15
- ■幻聴が苦しいのではない ·· 15
- ■妄想と錯誤帰属 ·· 16
- ■私はだれ ··· 18
- ■プレパルス抑制 ·· 19
- ■統合失調症が「治る」とは ·· 20
- ■3つの疾患との闘い ··· 21
- ■併存疾患を多用すると本質を見失う ·· 22
- ■If―家族の視点 ·· 23

C．抗精神病薬の臨床効果を最大にする方法を考える ············ 24

- ■「抗精神病作用」とは難解なパズル ·· 24
- ■抗精神病薬の開発は現在進行形である ··· 25

- ■治療手段—介在する物質のコントロール ……………………………………… 26
- ■糖尿病でのレガシー効果（legacy effect）……………………………………… 27
- ■統合失調症における臨界期仮説（critical period theory）…………………… 28
- ■臨床効果は3本の矢 ……………………………………………………………… 30
- ■抗精神病薬の副作用 ……………………………………………………………… 30
- ■コインの表と裏 …………………………………………………………………… 31
- ■Pines の共通点 …………………………………………………………………… 32
- ■非定型抗精神病薬は寿命を縮めるのか？ ……………………………………… 34
- ■「至適最小用量」が最大の効果を生む ………………………………………… 35
- ■至適最小用量の問題点 …………………………………………………………… 38
- ■非定型性とは ……………………………………………………………………… 39
- ■部分アゴニストの薬理作用を理解する ………………………………………… 40
- ■受容体と神経回路の違い ………………………………………………………… 41
- ■ドパミン・システムの回復に必要なものは …………………………………… 44
- ■部分アゴニストはプロラクチンを低下させる ………………………………… 45
- ■低プロラクチン血症も副作用？ ………………………………………………… 45
- ■部分アゴニストの功罪 …………………………………………………………… 47

D. ドパミンの役割 …………………………………………………………………… 48

- ■ドパミンの低下は活気を損なう ………………………………………………… 48
- ■学習とドパミン …………………………………………………………………… 49
- ■ドパミンの意味論—サリエンス ………………………………………………… 50
- ■夢に関する Hobson の立方体モデルとドパミン ……………………………… 53
- ■ドパミンと境界線 ………………………………………………………………… 55
- ■報酬系とドパミン ………………………………………………………………… 56
- ■直感とドパミン …………………………………………………………………… 58
- ■ドパミン D_2 受容体の過感受性— D_2High 受容体の存在 …………………… 59
- ■ドパミンのすごさ ………………………………………………………………… 61

E. 変動幅を考える …………………………………………………………………… 63

- ■量と質 ……………………………………………………………………………… 63
- ■変動幅というドパミン遮断の「質」をコントロールする …………………… 63
- ■ D_2 遮断の時間軸を考える ……………………………………………………… 64
- ■症状のゆらぎ（1）：効果の減弱
  —症状のブレを防ぐには D_2 遮断の変動幅を小さくすることが大切 ……… 66
- ■症状のゆらぎ（2）：副作用の増強—知覚変容 ………………………………… 66

- ■知覚変容発作と夢 ... 68
- ■ドパミンを必要以上に遮断すると ... 69
- ■錐体外路症状はいまだに大きな問題である（1） ... 70
- ■錐体外路症状はいまだに大きな問題である（2） ... 71
- ■錐体外路症状はいまだに大きな問題である（3） ... 71
- ■窒息 ... 72
- ■効果曲線の左方移動 ... 75
- ■変動幅を小さくするには ... 76
- ■精神医療以外で変動幅が重要である現象（1）：高血圧 ... 79
- ■精神医療以外で変動幅が重要である現象（2）：糖尿病 ... 80
- ■精神医療以外で変動幅が重要である現象（3）：パーキンソン病 ... 82
- ■高脂血症の「量」と「質」 ... 83
- ■脂質の二次元平面図（Two-Dimensional Map with nonHDL-C） ... 84
- ■抗精神病薬による体重増加での脂質代謝障害 ... 86
- ■非肥満での脂質代謝障害 ... 86
- ■代謝のABC ... 87
- ■変動幅(fluctuation)，スパイク(spike)，サージ(surge)が危険である理由 ... 88
- ■「量」と「質」をコントロールする ... 89

F．臨床精神薬理学の限界 ... 90

- ■臨床精神薬理学の問題点 ... 90
- ■受容体での椅子取りゲームを考える ... 91
- ■アンタゴニストはアゴニストの対極にあるのではない ... 93
- ■ネット・アンタゴニスト ... 95
- ■神経系の機能は"創発"である ... 96
- ■コネクトーム ... 97
- ■蟻の行列 ... 98
- ■創発にはニューロンのノイズが必要 ... 100
- ■受容体にもノイズがあるはず ... 100
- ■機能があることが必ずしもいいのではない―失うことで進化する ... 101

G．非薬物療法の重要性 ... 103

- ■薬物療法を万能にしてはいけない ... 103
- ■足音が肥料になる ... 103
- ■認知行動療法 ... 104
- ■認知行動療法は分かりにくい？ ... 105

- ■自分で実現してしまう予言 ……………………………………… 106
- ■スキーマは固定的ではいけない
  ——5匹サルがいるとバナナにありつけないのはなぜ？ …… 107
- ■認知行動療法と精神科薬物療法は近い ………………………… 108
- ■心とは …………………………………………………………… 109
- ■「溜め込む」ことの弊害 ………………………………………… 111
- ■抗精神病薬の本当の作用とは …………………………………… 111
- ■ココ，カラ主義 …………………………………………………… 112

エピローグ ………………………………………………………… 113

- ■「大量」は問題 …………………………………………………… 113
- ■「大漁」も不幸かもしれない …………………………………… 114
- ■人間は強いようで弱い？ ………………………………………… 115
- ■弱くても前に進める ……………………………………………… 116

索　引 ………………………………………………………………… 117

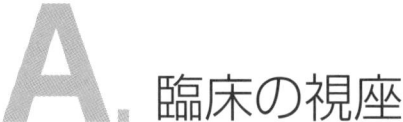
A. 臨床の視座

■麻酔科医の発想―精神科薬物療法を外科手術にたとえると

　私は医師としてのキャリアーを麻酔科医からはじめました。麻酔科で習得した心肺蘇生術は患者さんの急変時に役立ちます。また麻酔薬がどのように脳機能へ影響するかを考えることは，抗精神病薬がどのように脳機能へ影響するかを考えることと共通します。麻酔薬にしろ，抗精神病薬にしろ，中枢（脳）に作用します。薬は化学物質です。化学物質はその性質に従い生体に作用します。受容体レベルで薬の作用を検討する学問が「精神薬理学」です。ただし，薬は期待する効果も生みますが，副作用もあります。ですから「疾患の病態」を理解して，つまり「統合失調症の本質」とは何かを考え，薬がどのような効果をもたらすかを予測しながら抗精神病薬を使用しなければなりません。

　抗精神病薬は劇薬です。劇薬ですが，患者さんの病態に合えば劇的な効果を示します。それは的確な手術が劇的な効果を示すことと同じです。「抗精神病薬の処方」は「外科手術」と類似しています。どちらも効果があるけれど，一定のリスクを伴うということです。

　ところで最近の外科手術や精神科薬物療法はどのような傾向にあるのでしょうか。それは両者とも「縮小化」という特徴があることです。以前の外科手術は，病巣だけでなく周りの健常な組織も含めて切除する拡大手術が行われていました。しかし最近は患者さんのquality of life（QOL）を考えて必要最小限に病巣を切除するようになりました。生体に対する侵襲を最小にする，そして効果を最大にする発想です。同じように抗精神病薬も以前は「多剤併用大量療法」でとにかく陽性症状を抑え込む治療が行われていました。しかし最近では有効な量を必要最小限で使用する「至適最小用量」を考えた治療へと変わってきました。「縮小化」という戦略が考えられるようになってきたのは，必要最小限

の侵襲で最大の効果を得る技法が確立されつつあることを意味しています。

　それでも現代の精神科薬物療法にはさまざまな問題点が指摘できます。抗精神病薬は標的受容体だけでなく，さまざまな受容体にも作用するからです。抗精神病薬を安全に使いこなすにはどうすればいいか，精神科という学問だけで考えるのではなく，さまざまな学問の進歩を応用することが求められます。リスクを過度に恐れる必要はありません。手術が安全に行われるように麻酔学が発達したように，精神科薬物療法が安全に行えるように身体医学も進歩しているからです。安全に精神科薬物療法を行うために内科学の知識を応用することが大切です。私は精神医学を支える学問として，精神科薬物療法を支える内科学という意味の造語ですがPIM（Psychiatric Internal Medicine）という領域を考え，精神科薬物療法がより安全に行える学問的基盤を作ることを目指してきました[1]。2006年以降に私が発表した英文論文の所属欄はすべてPsychiatric Internal Medicineと記しています[2,3]。外科が麻酔学の進歩でさらに進歩したように，精神医学もあらゆる医学の進歩を取り入れる懐の深さが必要です。

文　献

1) 長嶺敬彦：抗精神病薬の身体副作用～Beyond dopamineの視座から～．日社精医誌 16：65-72, 2007
2) Nagamine T：Hypoglycemia associated with insulin hypersecretion following the addition of olanzapine to conventional antipsychotics. Neuropsychiatr Dis Treat 2：583-585, 2006
3) Nagamine T：Direct metabolic effects of risperidone and olanzapine in Japanese schizophrenic patients. Neuropsychiatr Dis Treat 3：177-179, 2007

■もっともすぐれた医療機器は何か

　私は10年間，へき地医療に従事しました。離島での医療体験は医師としての私の根幹を形成していると言っても過言ではありません。離島での診療で不便だったのは臨床検査がリアルタイムで行えないことでした。検査で診断を確定することが困難だったのです。しかし検査ができなくても，問診，視診，触診などの基本的な診察で一般的な疾患は鑑別でき，大多数の疾患は診断できま

した。高価な医療機器より患者さんとのやり取りが診断や治療に有用な情報をもたらすのです。

　精神科の診断は精神症状という数値化しにくい対象を扱いますが，最近の精神医学は研究領域だけでなく日常診断でも精神症状のスコア化が行われるようになり，より客観化されてきました。さらに精神科でも臨床検査で診断を確定することが研究されています。ある一定の課題を課しそのときの脳血流が変化するパターンを近赤外線スペクトロスコピーで検出し，統合失調症，双極性障害，うつ病を鑑別しようとする試みがその一例です。客観化は科学的のようですが，疾患の本質を理解していないと誤診につながります。精神症状の寄せ集めで症候群的な診断を多用すると疾患の本質が見えなくなります。診断も治療も人間が行うものです。その最大のメリットは，科学的に解明されていない部分も含めて疾患の全体像（本質）を扱い，病める人間を治療することができる点です。

　診断の中心にあるのは医療機器あるいは精神症状のスコアではなく，医師という人間が医療機器として機能することです。患者さんの発する情報で疾患の全体像を推測するスキルが重要です。医師が医療機器となりえるためには，絶えず疾患の本質を見抜く感性を磨かねばなりません。感性を身につける一番の近道は真摯に患者さんの訴えを聞くことです。

■役立つ情報とは

　離島での生活はかれこれ約30年前になりますが，今のようにインターネットが普及していない時代だったので，最新の情報を得る方法は限られていました。だから「昼読む新聞」に感謝したものです。離島に赴任した当時は，海を隔てただけで世のなかから取り残された錯覚をもちました。昼休みに新聞を隅々まで読みました。それも情報を鵜呑みにするのではなく，考えながら読みました。なぜなら本当に貴重な情報源だったからです。

　新聞は毎朝本土を出発した定期船に揺られて島の港に到着します。そこから島の人が狭い路地を通りながら一軒一軒配達するのです。島の家々は北風を避けるように南斜面に軒を並べて建っています。家々を回るには石でできた急な

階段を上がり降りしなければなりません。あるとき，膝が悪い婦人が診療所を受診しました。「先生，新聞が朝読めなくて悪いね。早く配ろうと思うけど，膝が痛くてどうしても昼前になってしまう」と言うのです。私は変形した膝を診察しながら，この足でよく石段を昇り降りできるものだと感心しました。私が昼休みに新聞が読めるのも，この婦人が膝の痛みをこらえて配達してくれるからです。新聞にはさまざまな情報が載っています。でも書いてあることだけでなく，配られてくる過程にも人間の努力があることにはじめて気づいたのです。あれから30年，私は便利な生活に慣れ，再び新聞は朝読むようになりました。でも休日の昼下がりに何気なく新聞に目をやると，あの婦人の顔と膝が頭に浮かびます。苦労して運ばれてきた新聞だからこそ，その内容を考えながら読む習慣ができました。情報は貴重だからこそ鵜呑みにするのではなく，咀嚼しなければならない。それが痛みをこらえて配達してくれる人への恩返しです。

　ところが現在はインターネットの時代になり，我々はあふれる情報に接しています。情報を吟味する余裕すらないのです。うわべの情報ではなく，役立つ情報をかぎわける力が求められています。病気になると病気のことや治療方法に関する最新の情報が欲しくなります。しかしここで安易な情報に惑わされてはいけません。真に役立つ情報はうわべのものではなく，多くの人々の努力が結晶化したものです。だから医療従事者は情報を批判的に吟味し，本当に役立つ情報を患者さんに発信していかなければなりません。

■鍵の文化

　離島での仕事は午前中が診療所での診療で，午後は自転車で往診をしていました。赴任当初は1日の診療が終われば診療所の鍵は閉めていたのですが，島の朝は早く，診察開始時間よりかなり前の6時には患者さんが診療所に来られるのです。待合室の鍵を開けるために早起きしなければなりませんでした。しかし鍵を閉めずに常時開けておけば，8時15分の診療開始時間までテレビを見て待っていてくれるのです。これで朝寝坊ができるというものです。

　また鍵を開けておくと，勝手口にこっそりととれたての魚や野菜が置いてあ

るのです。島の人々は本当に優しいです。とれたての鰤がこんなにおいしいとは知りませんでした。とれたての魚はどんな一流料亭の魚より美味しいです。しかし残念ながら時期によりとれる魚は決まっています。患者さんが持参してくれるのは，同じ種類の魚です。鰤の時期は，どの患者さんも鰤を持ってきてくれます。鯵がとれるときは鯵ばかり。美味しいけれど食べきれません。そこで鍵を開けておくと，猫が勝手に食べてくれるのです。約30年前ですが，「鍵をかけない文化」が私のなかに定着しました。これは猫も含めて，私が島のコミュニティの一員になれたことを意味していたのかもしれません。

ところが精神科病院では鍵がなければ，仕事ができません。鍵を開けるのがもどかしいときがあります。「何でこんなところに鍵があるんだ」とイラつくことがあります。一分一秒を争う患者さんが急変したときなどです。もちろん精神の安静を図るために必要な鍵もあります。隔離室です。しかし精神科病院の大多数の鍵は「障壁」にしかなっていません。鍵が日常的である文化はどこかよそよそしい感じです。よそよそしさは他人事の感覚を生み，心の境界線が形成されます。心の境界線で統合失調症を身近に感じられなくなったら，医学としての精神医学は無力になります。医学は常に病態を解明し，正常との差を見つけていく学問です。心の境界線はこの「差異」を「個性」として認識することを拒み，「偏見」として意味づけしてきたのです。鍵は精神の安静に必要なときだけに使われるべきです。精神の正常と異常を境とする象徴として「鍵」があるとしたら，こんな不幸なことはありません。

■何も言えない

患者さんは実に優しいです。私にとって，患者さんはスタッフよりはるかに優しく，誤解を恐れず言うと精神科病院のなかでもっとも優しい人たちです。患者さんとのコミュニケーションはストレートで，ある意味，気を遣わなくていいからかもしれません。打ち解けるといろいろなことを教えてくれます。また時には私が自分自身で気づいていないことを遠回しではなくそのものずばりと指摘してくれることもあります。そういうときは一瞬ドキッとしますが，私自身の心の成長につながります。これを私は「無礼な優しさ」と表現していま

す。

　しかし患者さんは，コミュニケーションの仕方に問題があるといわれます。社会に適合していくために，social skills training（SST）などさまざまな治療方法が行われています。でも本当にそうでしょうか。コミュニケーションに使う道具は何でしょうか。それは言語です。言語の役割は何でしょうか。真実を伝えることです。では言語は真実を伝えているのでしょうか。

　初期の言語はどのようなものだったのでしょうか。我々の祖先の言語です。大昔の言語は鳥の鳴き声のような形で意思の疎通を図っていたと考えられます。これを「音声言語」といいます。そして音声言語は真実を伝えていました。もしこのころの言語が言葉の裏に隠された意味を有していたら，つまり必ずしも本当のことを言っていないとしたら，我々の祖先はアンドリューサルクス（肉食獣）に食べられ絶滅していたかもしれません。

　やがて我々の祖先は徐々に地域を拡大していき，言語は音声言語から「文字言語」になります。面白いことに，統合失調症は文字言語が発生したころに生まれた疾患ではないかといわれています。現代の言語である「文字言語」の一番の特徴は，その約8割が比喩であり，必ずしも真実そのものを表現していないことです。ビジネス社会がそうですが，言葉の裏に隠された意図を読み取らなければなりません。握手して笑顔で談笑していても，腹の底で何を考えているか分かりません。我々は「文字言語」を用いて社会を拡大してきました。しかしその反面，言葉で人をだますことも覚えました。ということは患者さんが優しくて，我々が優しくないだけかもしれません。

　現代の言語は「伝える」から「操作する」に目的を変えているように思います。あるいは「真実を表現する」から「真実を包み隠す」にその目的を変えているように感じます。言語能力が高いことは現代社会では有利かもしれません。しかしそれは美しい言葉が増えているのではなく，操作する言葉が増えているにすぎません[1]。感情を載せず本心を隠し，相手より優位になるための道具に言語がなっているとしたら，言語はすでに戦いの武器でしかありません。戦いの武器としての言語より，鳥の鳴き声が美しいに決まっています。

　感動したとき，皆さんは何て言いますか。「アー」とか「ウォー」とか「音声言語」であり，けっして「文字言語」ではないですよね。感動の極致に言葉

を求められたら，何と言うのでしょうか．私なら大好きな北島康介選手の受け売りですが，「何も言えない」と言うでしょう．「何も言えない」とは文字どおり言語で表現できないということです．感動は文字言語を超えています．患者さんの言語は真実を，そして感動を表現しているので「心地よい」し，「優しい」と感じるのではないでしょうか．

文 献

1）小川洋子，岡ノ谷一夫：言葉の誕生を科学する．河出ブックス．河出書房新社，東京，2011

B. 統合失調症とは

▰陽性症状と陰性症状

　統合失調症は脳の疾患です。発症率は約1％で，好発年齢は思春期から20歳代です。もちろんそれ以降の発症も多く見られます。人種や地域により発生率に差はないと考えられていましたが，最近の研究では地域差があることも分かってきました。それが遺伝的な偏りなのか，環境の違いなのかは分かっていません。根本的な原因はいまだ解明されていませんが，発症には何らかの「脳の機能異常」と「心理社会的ストレス」が関係すると考えられています。

　臨床症状は，幻覚や妄想，まとまりのない思考・会話などの「陽性症状」や，意欲低下，感情鈍麻などの「陰性症状」を特徴とします。発症後早期には，一般に幻覚や妄想などの陽性症状が優勢ですが，後期には，感情鈍麻，引きこもりなどの陰性症状，抑うつなどの気分障害および認知機能障害がより目立つようになります。これらの症状によってもっとも影響されるのは対人関係です。また，ある一連の行動を，自然に，順序立てて行うことが苦手になるなど，適切な治療を行わなければ社会生活に大きく影響を及ぼします。しかし適切な治療（薬物療法や心理社会的介入）を行えばこれらの症状は改善します。

　統合失調症の症状やその後の経過は症例により異なります。脳の機能異常が表面化して精神症状が現れても，その経過は個々の症例により異なります。一度の治療で完治する症例もまれならず存在します。しかし半年，1年と症状が続く場合はかなりの年数の治療が必要です。実際の精神科医療の場面では症状がある人が治療を続けるので，後者の経過を示す患者さんが多いという印象を受けます。後者の症状が一定期間続く患者さんたちは，抗精神病薬を断薬するとかなりの確率で症状が再発・再燃します。しかし幻覚・妄想が著しい患者さんでも，年数が経つとそれらの症状が軽減あるいは軽症化することも分かって

います。それぞれの患者さんの経過を予測し，その場だけの横断的治療ではなく，経過を見据えた縦断的診療が大切です。これも一つの個別医療であると思います。

■前駆期の重要性―精神疾患の一次予防ができる可能性

統合失調症はある日突然，幻覚妄想で発症するわけではありません。幻覚・妄想という華々しい症状に目が行きがちですが，統合失調症の発症前を理解しておくことも大切です。図1に示すように，多くは10代に精神病様体験（psychosis like experiences：PLEs）を経験し，そのなかのほんの一部が発症すると考えられています。遺伝や胎生期の炎症が統合失調症のなりやすさを形成します。これを「ファースト・ヒット」といいます。そして思春期になり，ストレスなどで発病する。これを「セカンド・ヒット」といいます。

精神病様体験は，たとえば次のような体験です。「自分の考えが読み取られる」「テレビからメッセージが送られてくる」「盗み聞きされている」「ほかの人には聞こえない声が聞こえる」などの奇異な信念です。このような精神病様体験があっても，発病に至るのはこのピラミッドが示すようにほんの一部で

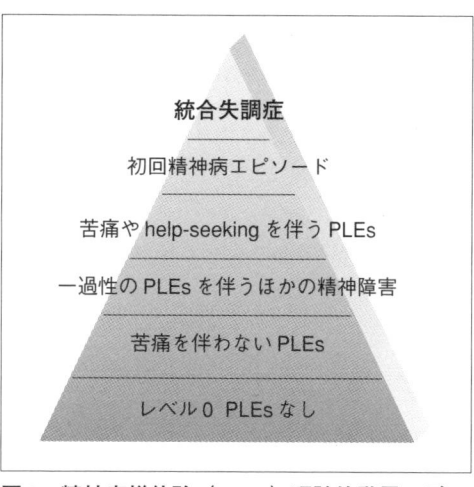

図1　精神病様体験（PLEs）理論的階層モデル

す。

　ここで精神病様体験という統合失調症発病のリスクが高い症状で，疾患のなりやすさをスクリーニングできる可能性が出てきました。糖尿病などの代謝異常が，メタボリックシンドロームでスクリーニングできることと同じです。差別やレッテルを貼る（ラベリング）に十分注意する必要がありますが，ハイリスク群をスクリーニングし，そして援助して発病を予防する「一次予防」という概念が統合失調症でもいえる時代になりつつあるのです。介入は薬物療法より心理社会的な介入がまず行われるべきで，専門家によるカウンセリングなどが効果を示します。

　ハイリスク群は最近では at risk mental state for psychosis（ARMS）と呼ばれています。「精神病発症危険状態」という意味です。ARMSに対する抗精神病薬を用いた薬物療法は，現時点では副作用の面から必ずしも推奨されていません。しかし統合失調症の発病早期には少量の抗精神病薬が非常に効果的であることも間違いありません。ARMSに対して抗精神病薬の投与は効果と副作用の面から今後検討を要する課題です。

　ARMSの病態と新たな精神薬理学的対応に関しても研究が進んでいます。ARMSでは海馬のグルタミン酸濃度と線条体でのドパミン濃度が逆相関していることが分かりました。海馬からの信号の異常が推測され，グルタミン酸を調整する薬が有効である可能性が示唆されます[1]。統合失調症の初期では線条体という場所でのドパミンD_2受容体が過感受性を起こすことも分かっています。ドパミンD_2受容体はドパミンD_1受容体と分布が似ており，両者は密接に関連しています。動物実験でD_1受容体を刺激するとD_2受容体の過感受性が低下します[2]。ARMSや統合失調症の初期にD_1受容体アゴニストが効果を示す可能性が推測されます。ARMSを早期に見つけ，介入を行うことで，統合失調症の病態が完成せずに神経回路が正常に発達する可能性が期待できます。統合失調症に関する最新の情報に基づき早期発見，そして早期介入ができれば，統合失調症の予後はさらに改善するはずです。

文 献

1) Stone JM, Howes OD, Egerton A, et al.: Altered relationship between hippocampal glutamate levels and striatal dopamine function in subjects at ultra high risk of psychosis. Biol Psychiatry 68 : 599-602, 2010
2) Shuto T, Seeman P, Kuroiwa M, et al.: Repeated administration of a dopamine D1 receptor agonist reverses the increased proportions of striatal dopamine D1High and D2High receptors in methamphetamine-sensitized rats. Eur J Neurosci 27 : 2551-2557, 2008

■疾患の近縁性

　統合失調症での脳の機能異常がどのようなものか確定的な理論は登場していません。発病したらドパミン D_2 受容体の過感受性, 神経細胞のアポトーシスなど何らかの病態生理学的変化が起こっています。しかしその病態の中心はまだつかめていません。そこで疾患の近縁性を家族調査から見てみましょう。約900万人を約30年間追跡した大規模なスウェーデンの家系調査です。この研究によると, 統合失調症と双極性障害は家系的にリンクするという結果でした。ある一人の統合失調症の患者さんの兄弟は, 9倍統合失調症になりやすいし, 4倍双極性障害になりやすい。またある一人の双極性障害の患者さんの兄弟は, 8倍双極性障害になりやすいし, 4倍統合失調症になりやすいという結果でした[1]。つまり統合失調症と双極性障害は表面に現れる症状は異なりますが, 遺伝的には地続きであり, 脳の病態が一部類似する可能性が考えられるのです。

　遺伝というと偏見を受けやすいのですが, どちらの疾患も単一の遺伝子で発病することはまれです。統合失調症を例にとれば, 統合失調症に関連するドパミン D_2 受容体の遺伝子多型を1つ有していたとしてもこの遺伝子多型を有しない人に比べて, 発病する割合が増すのは1割くらい, つまり1.1倍発病のリスクが高まる程度です。

　興味深いのは症状の現れ方が異なる統合失調症と双極性障害が近縁疾患にある点です。Diagnostic Statistical Manual（DSM）などの診断基準を用いた「操作的診断」では明らかに異なる疾患が, 脳の病態では一部共通する可能性が指摘できます。症状の集合だけで疾患を規定することには限界もあるのです。

文　献

1）Lichtenstein P, Yip BH, Björk C, et al.：Common genetic determinants of schizophrenia and bipolar disorder in Swedish families：a population-based study. Lancet 373：234-239, 2009

■遺伝は決定論ではない

　疾患の遺伝的側面の話をすると，誤解されやすく，ひいては偏見につながることを臨床的に経験します。たとえば，遺伝というと血筋が悪い（親が悪い）と短絡的に考えるからです。遺伝を誤解しているのです。遺伝が決定論的に捉えられるから問題が生じるのでしょう。遺伝とは自分の努力とは無縁で，決定されたものという誤った考え方です。たしかに遺伝子は設計図にたとえられます。しかし設計図が同じでも出来上がる建物は作業過程で大きく異なります。

　機能という側面で一つ例を挙げましょう。最近もっとも有名な科学的進歩の一つに，iPS細胞（induced pluripotent stem cell）作製の成功があります。山中伸弥教授の世界に誇れる素晴らしい業績です。iPS細胞はいかなる細胞へも進化できる多機能性を有した幹細胞です。分化した細胞機能を一度リセットして多様性をもたせることに成功したのです。再生医療への応用が期待されています。では多機能性とは何でしょうか。これからさまざまな機能を有する細胞へと分化していけるということです。ここではiPS細胞の話をしたいのではなく，遺伝情報が同じでも細胞の機能は異なることを考えてみたいのです。

　そもそもヒトの体は肝細胞，心筋細胞，脳細胞などそれぞれの臓器の細胞に分化していますが，遺伝情報はどの細胞もみな同じです。細胞の機能は異なるけれど，遺伝情報はみな同じです。遺伝子の塩基配列の変化がないにもかかわらず，まったく性質が異なる細胞が存在するのです。これはエピジェネティクス修飾状態の変化によります（図2）。遺伝子が機能する（蛋白質を作る）ことを発現といいますが，それを修飾するのがエピジェネティクスです。DNA配列の情報で説明できない現象です[1]。エピジェネティクス修飾状態の変化はクロマチン構造の変化をもたらします（図3）。そして遺伝子発現を調節して

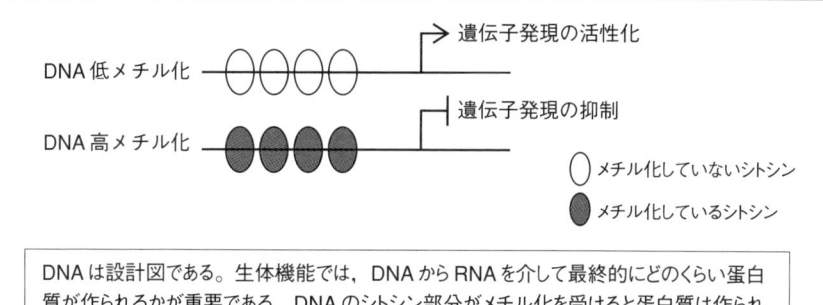

図2 エピジェネティクス修飾

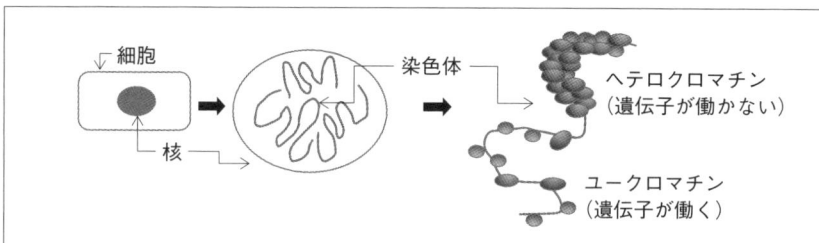

図3 クロマチン

いるのです．ユークロマチン（euchromatin）領域には，クロマチン構造が緩く転写されている遺伝子が多く存在し，活発に蛋白質を作っています．それに対してヘテロクロマチン（heterochromatin）領域は，クロマチンが密に凝集しあまり転写が起こっておらず，蛋白質も作られていません．

　多くの精神疾患は統合失調症を含めて単一の遺伝子で遺伝関係が説明できません．ということはエピジェネティクスが関連すると考えるべきでしょう．遺

伝というと決定論的ですが，設計図だけでなく，設計図のなかで実行される部分が重要です．精神疾患とエピジェネティクスに関しては研究が始まったばかりです[1]．

文　献

1) 長嶺敬彦：予測して防ぐ抗精神病薬の身体副作用．医学書院，東京，pp184-191, 2009

■ 4つのドパミン経路

　幻覚・妄想は苦しいものです．幻覚・妄想はどうして起こるのでしょうか．統合失調症の一つの仮説として「ドパミン仮説」が有力です．幻覚妄想は中脳辺縁系のドパミンが過剰になり起こるという仮説です．脳では図4に示すように4つのドパミン経路があります．ドパミンが刺激を伝える神経回路です．中脳辺縁系のドパミンが過剰になり，陽性症状が出現すると考えられています．

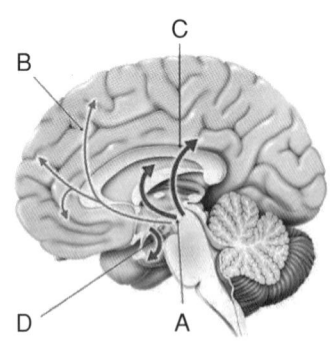

A：中脳辺縁系
　腹側被蓋野から側坐核へ投射，幻覚や妄想と関連（快感や乱用薬による多幸感）

B：中脳皮質系
　腹側被蓋野から辺縁系皮質まで，陰性症状，認知症状と関連

C：黒質線条体系
　黒質から基底核へ投射し，錐体外路系で運動を調節

D：漏斗下垂体系
　視床下部から下垂体前葉に投射し，プロラクチン分泌を調節

中脳辺縁系のドパミンを抑えることで，抗精神病作用が得られる．しかし黒質線条体系を抑えると，錐体外路症状が出現する．中脳皮質系を抑えると認知機能が低下する．漏斗下垂体系を抑えると高プロラクチン血症が起こる．

図4　4つのドパミン経路

黒質線条体のドパミンは運動を調節する錐体外路という系です。前頭前野に向かう神経回路は中脳皮質系といわれ，物事を考えることと関連します。漏斗下垂体系はプロラクチンの分泌と関連します。抗精神病薬で中脳辺縁系のドパミンを遮断すると陽性症状は改善しますが，それ以外の 3 つのドパミン神経系の低下は，錐体外路症状，認知機能の低下，高プロラクチン血症（注釈：aripiprazole だけプロラクチン値を低下させる可能性がある。p43 参照）といずれも副作用を起こすことになります。

■統合失調症の治療

統合失調症の治療の基本は抗精神病薬を中心とした「薬物療法」と「心理社会的リハビリテーション」です。その他，社会復帰のための福祉や地域での支援も重要です。薬物療法の中心は抗精神病薬です。抗精神病薬は，定型薬と非定型薬に大別されます。いずれも脳内の神経伝達物質であるドパミンを遮断することで幻覚・妄想を改善します。定型抗精神病薬は 1950 年代から開発され，陽性症状に対する優れた改善効果を示しました。しかしその一方で，錐体外路症状（EPS）の発現や陰性症状の増悪が問題となりました。そこで非定型抗精神病薬が 1990 年代から臨床で中心となり，EPS を軽減し，陰性症状に対しても一定の効果を示すことが分かりました。今では世界の医療現場で非定型抗精神病薬が第一選択薬として使用されています。しかし非定型抗精神病薬は糖尿病などの代謝異常や心血管系の副作用が問題視されています。そこで代謝異常をどのようにモニタリングするかが大切となります。「脂質の二次元平面図」（p84）に日常の血液検査での簡単な方法を紹介します。

■幻聴が苦しいのではない

幻聴は苦しいものです。しかし幻聴自体が苦しいのでしょうか。幻聴を音として捉えてみましょう。我々の周りは常に音にあふれています。不快な音は苦しいですが，好きな音楽は苦しくないはずです。幻聴が音として苦しさを強いているのではなく，幻聴の内容が不快だから苦しいのです。幻聴は社会との関

連で意味づけされ，その内容が患者さんを苦しめます。幻聴は患者さんの立ち位置の不安定さを表しています。幻聴がどうしてそのように意味づけられるのかその謎解きを行うだけでなく，患者さんが社会のなかで安定的な立ち位置を確保できるように援助できれば，幻聴はあっても幻聴の苦しみは半減するでしょう。

■妄想と錯誤帰属

　幻聴や妄想は「あり得ないものがある」という現象で，「認知の誤作動」ともいえます。それでは脳は外界で起こっている現象をいつも正確に把握し，正しい意味づけを行っているのでしょうか。脳機能が正常でも，外界の変化を誤って認識していることはないのでしょうか。脳機能は，実はそれ自体があいまいで，必ずしも正確な判断をしているとはいえないのです。現実的な話ではないですが，例を出して説明してみます。

　そもそも脳は外界と直接的に接することができません。脳は頭蓋骨というヘルメットのなかにひっそりと存在しています。ある意味真っ暗闇におかれています。脳は身体から情報を得て，外界の状況を判断します。身体を通してはじめて外界と交流できるのです。ですから錯覚が日常的に起こり得ます。たとえば吊り橋やゲレンデでは異性がより美しく見えるといいます。この現象を考えてみましょう。ドキドキと関連するのは身体反応では心拍の上昇です。身体の情報である心拍の上昇を脳がキャッチすれば，脳は何か外界に緊張する状態があると判断します。吊り橋やゲレンデは緊張します。ドキドキです。たまたまそこに同年齢の異性がいたら，脳はこのドキドキは隣の異性に対してと勘違いします。身体からの情報の由来を正しく識別できていません。ゲレンデではなく，普通の場所でその人に会うと同じ人でもドキドキ感は得られないでしょう。

　話を少しだけ複雑にしましょう。もしスキー場でドキドキしたことを相手に伝え，今度街で会う約束をしたとします。つまり行動を起こしたわけです。見慣れた街では吊り橋やゲレンデのように心拍は上昇しないでしょう。ドキドキが得られません。好感（ドキドキ感）を持ったことで行動を起こしたことと，ドキドキ感が得られない今の感情に矛盾が生じます。行動と感情の矛盾は脳を

一番苦しめます。そこで脳は行動か感情のどちらかを修正しなければなりません。行動はとってしまったので修正不可能です。ということは今の感情を修正するしかないのです。そこでやっぱり好感（ドキドキ感）があるはずだと考えざるをえません。これを「錯誤帰属」といいます。いったんとった行動と感情にずれが生じた場合，行動を打ち消すことはできないので感情を変化させることで行動と感情の矛盾を解消するのです。このような脳の特性は日常的に現実と異なる判断が行われる可能性を示唆しています。

　脳は常に正しい判断をしているわけではなく，むしろ辻褄が合う都合のよい判断をしていると理解すべきでしょう。つまり身体を通じて外界の情報が脳に取り入れられ，その判断に基づき我々は行動を起こします。選択した行動がそのあとの感情とズレていても，行動が基本となり感情が修正される作業が無意識に行われます。これらの一連の作業を通して，現実とは異なる世界が生まれます。脳が認識したこの世界は多少現実と異なっていても，脳にとっては刺激を判断し行動した結果ですから現実そのものです。刺激を正しく評価する機構など，そもそも脳には備わっていないのです。刺激をどこかデフォルメしているし，どこか無視することで我々は日常を過ごしています。

　妄想もひょっとするとこのような脳の特性の延長線上にあるのではないでしょうか。環境から発せられる何らかの信号に敏感である場合，それを身体がキャッチし，身体から脳へ信号が送られ，脳が意味づけを行い行動します。さらに行動で感情が修正されていくのです。妄想や幻聴は患者さんが苦しければ病的ですが，そうでなければ脳の特性を示しているだけかもしれません。そういえば妄想や幻聴は，民族や環境でその内容が異なります。

　幻聴や妄想の内容は他人には理解しづらいです。患者さんがどのように刺激をデフォルメしたり，行動と感情の矛盾を無意識に修正したか分からないからです。あくまでも本人にとっては脳が判断した「リアル」です。でも他人には理解しづらいものです。現実と異なることが，本人には分からないから，妄想の修正も困難です。

　妄想や幻聴への対処方法が少しだけ見えてきます。行動と感情を患者さんと一緒に考えることで，妄想の体系化が防げる可能性があります。患者さん自身が「脳が無意識に行う感情の短絡的な修正」に少しだけでも気づけるように，

行動と感情を話し合えれば，妄想の果てしない連鎖が止められる可能性があります。

■私はだれ

妄想が高じると，患者さんは自分が歴史上の人物あるいはその子孫であると誇大妄想を語ることがあります。このようなとき私は，患者さんはいったいだれなのだろうと分からなくなります。「だれ」という疑問を考えてみましょう。

「だれ」という問いには，自分とは違う「だれか」という意味が内包されています。私たちは無意識に「私」は「私」と認識しています。自我同一性です。でもよく考えると，「確固たる私」とは何なのか説明できません。

そもそも「私」には多様性があります。そのなかからこれが「本当の私」ですと，特定の私を選ぶことなどできません。「私」という概念は，社会のなかで自分とそれ以外を区別しなければならないとき必然的に現れた概念です。確固たる私は本当に存在するのでしょうか。確固たる私が存在すると思うのは，単にそう思い込んでいるからではないでしょうか。他人と区別する必要がないとき，「私」はだれであってもいいのではないでしょうか。

「私」という概念は非常に堅固だと無意識に思い込んでいるだけで，実は空虚な概念に過ぎないのです。私が「信長」や「秀吉」や「家康」だとして，何が悪いのでしょうか。他人と区別する必要がないとき，「私」が「信長」であってもいいはずです。

しかし現代社会は「私」を「私以外の人々」から区別しなければ成り立たない世界です。「確固たる私」なんて空虚な概念なのに，他人から隔離された私が存在すると疑いもなく思っているのです。「私」と「その他すべての人々」との間に厳密な境界線を引くことで，「私」は社会の一員として機能します。もっといえば区別で成り立つのが現代社会です。区別が多用されるから，「私はだれ」は妄想になります。区別がいらない場面では私はだれであってもいいはずです。区別が不要である世界では，「私」が秀吉であるといっても妄想ではありません。「確固たる私」の存在を信じ続けることは，現代社会の妄想の一つであるといえば言いすぎでしょうか。

妄想はすべてが病的ではありません。また妄想は統合失調症に特徴的な症状でもないのです。

■プレパルス抑制

あふれる刺激に患者さんは右往左往します。無視してもよい刺激に対して反応すれば混乱はさらにひどくなります。刺激に対してとった行動が感情を支配し，新たな妄想を生むかもしれません。反応する必要がない刺激を無視できればいいのですが，患者さんには無視できない特性があります。プレパルス抑制の低下です。

刺激が無視できない現象を考えてみましょう。すべての刺激をそのまま受け入れていては我々の脳は情報処理が滞りパンクするでしょう。外界は刺激だらけです。刺激を無視する機構が必要です。意味のある刺激（新たな変化）と意味のない刺激（恒常的刺激）を分ける方法として，プレパルス抑制は便利でかつ有効な方法です。プレパルス抑制は同じ刺激を小さく感じることで，変化のある刺激を検出します。刺激の絶対的な大きさに毎回同じように反応していては，新しい変化としての刺激を脳は検出できなくなります。プレパルス抑制とは次のようにして調べることができます。被験者に急に大きな音を聞かせるとびっくりして筋肉が大きく収縮します。大きな音の前に小さな音を前もって聞かせておくと，びっくりしたときに収縮する筋肉の動きが弱くなります。筋肉収縮の度合いでプレパルス抑制を調べることが可能です。

統合失調症の人はこのプレパルス抑制が低下しています。だから意味のない（変化のない）刺激を必要以上に敏感に感じ取るのかもしれません。刺激の絶対値からいえば統合失調症の人のほうが刺激に対する感度が正確であるといえませんか。しかし刺激を適当に無視できないので辛いはずです。

マウスの実験でこのプレパルス抑制に関連する遺伝子が見つかりました。Fabp7という遺伝子です。Fabp7の役割はアラキドン酸という脂肪酸を脳へ取り込む作用です。またプレパルス抑制が弱いマウスにアラキドン酸を与えるとプレパルス抑制が強くなることも確かめられました。プレパルス抑制が弱いのは脳への脂肪酸の取り込みが弱いことと関連するという研究結果です[1]。

おもしろいことに，統合失調症の頻度は飢饉や母体のウイルス感染後に高くなることが疫学で分かっています。胎児の栄養不足と関連する可能性です。低栄養が脳へのアラキドン酸の取り込みと関連すると考えると，プレパルス抑制が弱くなり，刺激をそのまま受け入れるというリスクが生まれます。それが統合失調症を発症させる一つの因子かもしれません。遺伝，環境が統合失調症の発症に関連するといわれていますが，環境因子の一つとして栄養と遺伝子のつながりが想定できます。

文　献

1）Maekawa M, Iwayama Y, Arai R, et al.：Polymorphism screening of brain-expressed FABP7, 5 and 3 genes and association studies in autism and schizophrenia in Japanese subjects. J Hum Genet 55：127-130, 2010

■統合失調症が「治る」とは

　では統合失調症が「治る」とはどういうことを意味するのでしょうか。一過性の幻覚・妄想で半年以内の短期間で治癒し，以後再発しない人たちもいますが，大多数は慢性の経過を示す疾患です。慢性の経過を示す疾患が治るとはどういう概念なのでしょうか。これは中井久夫先生の言葉を借りて説明します[1]。「治るとは病気の前に戻ることではない」そうです。普通に考えるとおかしいですよね。治るとは病気がある状態の前に戻してあげることのように思いますが，そうではないのです。統合失調症の発病前には「病気の種」のようなものがあり，発病前は不安定で落ち着かない状態です。これはたとえばARMS（p10）で説明したハイリスクの状態です。そのような不安定な状態に戻すことが治療ではありません。見栄えはどうであれ，落ち着いて安定して自分でものを考えられ，自分でなりたい自分になろうとすることが治るということなのです。障害はあっても自分らしく生きることです。これは回復という概念です。William Anthonyの回復（recovery）の定義を挙げておきましょう。

Recovery does not mean that the person is cured. Recovery means living a satisfying, hopeful, and contributing life, even with limitations caused by the illness. 【回復とは病気が治癒することではない。たとえ障害があっても希望を持って何らかの形で社会に貢献し生きがいを感じることである。】

統合失調症という生物学的な病気を解明する視点は schizophrenia as a disease といいますが,回復の視点は"schizophrenic way of life"つまり「統合失調症を生きる」と表現できます。

回復の概念で,患者さんの努力だけでは解決できない問題が少しだけ見えてきます。社会に貢献するということは,社会が何らかの役割を創出することが必要条件です。社会参加ができるように症状のコントロールが重要であると同時に,疾患を受け入れる社会の進歩が必要なのです。

文　献

1) 中井久夫:こんなとき私はどうしてきたか.医学書院,東京,pp15-16, 2007

■3つの疾患との闘い

統合失調症の患者さんは統合失調症だけと闘っているのでしょうか。そうではなくて,少なくとも3つの疾患と闘っています。一つ目はもちろん統合失調症です。ですからこれを first illness と名づけました。それから二つ目が社会の偏見,スティグマです。スティグマとは烙印という意味です。これを2番目に闘う病気という意味で,second sickness と名づけました。そして最後が身体合併症です。身体合併症には抗精神病薬の副作用も含まれます。3番目に闘う疾患ですから,third disease と名づけました[1]。

文　献

1) 長嶺敬彦:抗精神病薬の身体副作用が分かる.医学書院,東京,p3, 2006

■併存疾患を多用すると本質を見失う

　臨床では診断が明確に確定できないことが起こります。さまざまな疾患の可能性を考えておくことは重要です。1つの疾患に決めつけると誤診するもとです。これを「早期臨床仮説の閉鎖」といいます。あらゆる可能性を想定しておくことが臨床では大切です。しかしさまざまな可能性をただ羅列するだけではかえって弊害が生まれます。併存疾患の多用により、統合失調症が疾患ではなく、症状として扱われる危険性です。

　統合失調症の発症には何らかの脳の機能異常と心理社会的なストレスが関与します。そして発病すると、陽性症状や陰性症状などさまざまな症状が出現しますが、その病態は完全には解明されていません。ここで「さまざまな症状」と「複雑な病態」に注目してみましょう。症状を表面的に見ると陽性症状、陰性症状と一元的に理解できないので、次のような問題が起こります。診断が「症候群」的な症状の羅列で行われる危険性です。そこから派生して、「併存疾患 comorbidity」というアプローチが臨床で多用される危険性です。

　併存疾患では、病態に基づく因果関係を避けて、症状の集合で疾患の枠組みを考えます。元来は複雑な病態で原因が解明されていないとき、とりあえず病態と疾患の因果関係は棚上げして、症状の集合で疾患を診断し近縁疾患との位置関係を探り、新たな疾患概念を確立するときに用います。統合失調症には強迫性障害や抑うつが併存しやすいという表現までは容認できますが、ある患者では40％が統合失調症で、20％が強迫性障害で、20％が発達障害で、20％がうつ病であるという実利的な診断には疑問です。これだけ疾患を併存して並べると精神科薬物療法も当然のごとく多剤併用になる可能性があります。併存疾患という概念は不必要な多剤大量療法の温床になります。統合失調症という疾患の本質を見ていくことが大切です。併存疾患を多用すれば、疾患概念は症状概念に格下げされ、疾患の根拠が希薄になります[1]。

文　献

1）長嶺敬彦：抗精神病薬をシンプルに使いこなすためのEXERCISE．新興医学出版社，東京，pp101-103, 2011

■If ―家族の視点

　統合失調症は患者さんの視点からは3つの疾患と闘っていると述べましたが，統合失調症を闘うのは患者さんだけでなく家族も同じです。NPO法人世田谷さくら会が東京都精神医学総合研究所（現・東京都医学総合研究所）と連動して，家族のニーズ調査を行っています。家族は早期支援・家族支援を熱望しています。それを「こころがつらくなったとき，もしこんな支援があったら」(If there is such support when the mind becomes painful ….) と題して提案しています[1]。早期支援・家族支援の実現で，日本の精神保健・医療・福祉の未来を変えようというものです。Ifで始まる6項目を下記に記載します。

　①精神疾患についての正しい知識を学ぶ機会が事前にあったら
　②病気に早く気づいて，早く治療につなげることができたなら
　③はじめての精神科受診のときに，治療について十分な説明，適切な治療・支援がなされていたら
　④初期の治療の中断を防ぐことができたなら
　⑤家族がもっと早く信頼できる専門家・仲間に出会えていたら
　⑥家族が安心・健康な生活を取り戻すことができたなら

　精神疾患に関する正しい知識を社会が共有し，早く病気に気がつき，早期の治療や援助が行われる体制ができることを私も希望します。精神疾患が発症して治療するまでの期間をduration of untreated psychosis（DUP）といいますが，統合失調症のDUPは1～2年はあるのではないかと考えられています。DUP，つまり未治療期間が長いと回復に至る時間も長くなる傾向があります。早期介入が望まれるゆえんです。これら6つのIfが改善できるように社会が精神疾患について正しい対応をすることが大切です。

文　献

1) 世田谷さくら会，東京都精神医学総合研究所：早期支援・家族支援のニーズ調査報告書．2010年3月

C. 抗精神病薬の臨床効果を最大にする方法を考える

■「抗精神病作用」とは難解なパズル

抗精神病薬が効果を示すと幻覚・妄想は軽減され，散乱した思考はまとまりをもつようになります。抗精神病薬の薬効を総称して「抗精神病作用」といいます。しかし抗精神病作用を厳密に定義することは難しく，どのようなメカニズムで，幻覚・妄想などの陽性症状が改善するのか厳密には分かっていません。

病態生理学的基盤が解明されていない疾患では，理論からではなく「ふとした思いつき」で「特効薬」が発見されてきました。抗精神病薬は薬理作用が特定されて開発された薬ではありません。抗精神病薬の歴史もふとした思いつきでその扉が開かれたのです。抗精神病薬の有効性は，chlorpromazine 以来半世紀にわたる歴史が証明しています[1]。しかしどうして抗精神病薬が幻覚・妄想

仮説：ドパミン，mGluR$_2$，アポトーシス，遺伝子
病態生理学的基盤が解明されていない疾患では，理論からではなくふとした思いつきで特効薬が発見されてきた。抗精神病薬の歴史もそうした思いつきでその扉が開かれた。

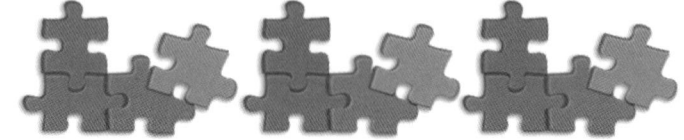

「抗精神病作用」という難解なパズルを解く鍵は？
極端な言い方をすれば，分かっているのは抗精神病薬によりドパミン D$_2$ 受容体を遮断すると「抗精神病作用」が得られるということだけである。

図5　抗精神病作用は難解なパズル

を軽減するのか，分子生物学や画像研究が進歩した現代においてもその解答は得られていません。「抗精神病作用」は何かといわれると，解答が困難です。「抗精神病作用」とはいまだに難解なパズル（図5）です。

文　献

1) Sneader W：The 50th Anniversary of Chlorpromazine. Drug News Perspect 15：466-471, 2002

■抗精神病薬の開発は現在進行形である

　Chlorpromazineなどの抗精神病薬の作用点として，神経遮断受容体（neuroleptic receptor）が想定され，その後ドパミンD_2受容体が見つかりました。統合失調症のドパミン仮説が現実味をおびてきました。ドパミン仮説は有力な仮説ですが，いまだに一つの仮説です。

　フェンサイクリジンという物質で惹起される幻覚・妄想はドパミンD_2受容体遮断薬では改善せず，ドパミン神経系を直接的には介さない精神症状です。グルタミン酸系の伝達異常が推測されています。また代謝型グルタミン2受容体（$mGluR_2$）はセロトニン2A受容体（$5HT_{2A}$）と天秤のように作用し（共役といいます），2つの受容体が拮抗的に働き1つのシグナルを伝えます。$5HT_{2A}$受容体拮抗薬だけでなく，$mGluR_2$刺激作用を有する物質が抗精神病作用を有する可能性があり，臨床研究されています。グルタミン酸に関連する新たな抗精神病薬の可能性として，$mGluR_2$受容体作動薬だけでなく，グリシントランスポーター阻害薬，NMDA受容体グリシン統合部位作用薬なども抗精神病薬としての開発研究が行われています[1]。グルタミン酸系も統合失調症の病態に重要であることは間違いありませんが，だからといってドパミン仮説を否定するものでもありません。そもそもドパミン神経系とグルタミン酸神経系は連動しているからです。たとえば海馬からのグルタミン酸シグナルは線条体のドパミンを調節しています。

　統合失調症の病態が悪化するときは脳内の細胞レベルで炎症が起こっている

可能性が指摘されています。炎症を抑えることで病態が改善する可能性が推測できます。抗精神病薬に消炎鎮痛剤であるアスピリン（NSAIDs）を併用すると効果があったという報告もあります[2]。また抗精神病薬で慢性の便秘になり，整腸作用を期待してプロバイオティクスを使用したところ陰性症状が改善した症例を経験したことがあります[3]。プロバイオティクスが直接的に「抗精神病作用」を示したのではなく，プロバイオティクスが腸内環境を変化させ，脳腸軸（brain gut axis）を介して消化管から脳へ何らかの信号が届き，それがよい影響を与えた可能性です。プロバイオティクスやNSAIDsは直接的な抗精神病作用を示すものではありませんが，炎症や免疫系を調整することで間接的に抗精神病作用を増強する可能性があります。統合失調症は脳の疾患ですが，脳だけでなく全身の機能と関連していることを示す興味ある事実です。

文　献

1) 村崎光邦：わが国における抗精神病薬開発の展開．統合失調症治療の新たなストラテジー．先端医学社，東京，pp272-280, 2011
2) Lann W, Grobbee DE, Selten JP, et al.：Adjuvant aspirin therapy reduces symptoms of schizophrenia spectrum disorders：results from a randomized, double-blind, placebo-controlled trial. J Clin Psychiatry 71：520-527, 2010
3) Nagamine T, Sato N, Seo G：Probiotics reduce negative symptoms of schizophrenia; A case report. Intern Med J 19（1）, 2012（in press）

■治療手段—介在する物質のコントロール

このようにドパミン仮説，グルタミン仮説，神経発達障害仮説，アポトーシス，細胞レベルの炎症などさまざまな統合失調症発症の機序や病態が推測されています。そしてそれらに作用する薬の開発も盛んに行われています。しかし現時点で臨床効果が確認されている抗精神病薬は，すべてドパミン D_2 受容体を遮断するという共通の薬理作用があります。極端な言い方をすれば，分っているのは抗精神病薬でドパミン D_2 受容体を遮断すると「抗精神病作用」が得られるということです。

> ＜治療手段～介在する物質のコントロール～＞
> 統合失調症の病態生理学的基盤がどうであれ，介在物質であるドパミンを適切にコントロールすることで治療効果が得られる。それは糖尿病で膵臓を直接的に治療しなくても，血糖をコントロールすることで代謝障害が治療できることと同じである。
>
> 脳　　　　膵臓
>
> | サリエンス亢進 ドパミン | 調節不全 対象物質 | インスリン抵抗性 血糖 |
>
> ドパミンと血糖は類比される。ということは血糖コントロールに関する最近の知見が，難解な「抗精神病作用」というパズルを解くヒントになると思われる。

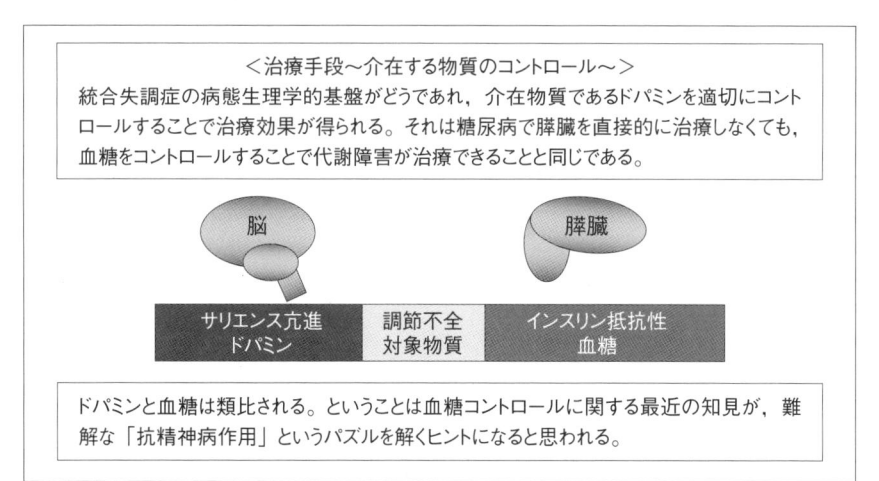

図6　治療手段の類比性

　統合失調症の病態生理学的基盤がどうであれ，介在物質であるドパミンを適切にコントロールすることで治療効果が得られます。それは糖尿病で膵臓を直接的に治療しなくても，血糖をコントロールすることで代謝障害が治療できることと同じです[1]。ドパミンと血糖は類比されます（図6）。ということは血糖コントロールに関する最近の知見が，難解な「抗精神病作用」というパズルを解くヒントになると思うのです。

文　献

1）長嶺敬彦：抗精神病薬の身体副作用がわかる The Third Disease. 医学書院，東京，pp168-169, 2006

■糖尿病でのレガシー効果（legacy effect）

　血糖とドパミンの類比性に関して，一つ例を挙げましょう。レガシー効果です。今から説明する現象は，ことわざで表現すると「鉄は熱いうちに打て」というような内容です。

新規2型糖尿病患者における早期の厳格な血糖コントロールの重要性を示した研究にUKPDS試験（United Kingdom Prospective Diabetes Study）があります。このUKPDS試験が終了したあとに，合併症の発症を追跡した研究が2008年に発表されました[1]。「強化コントロール群」と「従来コントロール群」の間でUKPDS試験終了時に認められたHbA1cの差（7.0％ vs 7.9％）はわずか1年後には消失し，両群とも7.7％前後に収束しました。しかしUKPDS試験が終了して10年たって，HbA1cの値がほぼ同じであるにもかかわらず，合併症の発生頻度は早期に厳格な血糖コントロールを受けた「元強化コントロール群」で有意に少なかったのです。細小血管障害，心筋梗塞，糖尿病関連死，総死亡どれを調べても，「元強化コントロール群」のほうが統計学的に有意に発症しにくかったのです。糖尿病の初期に厳格な血糖コントロールを行うと，10年後の合併症の発生頻度が低下することが示されました。まさに「鉄は熱いうちに打て」です。これは最初の治療効果が残存するということでレガシー効果（legacy effect：遺残効果）と名づけられました。病態が起こりはじめた初期の対応が重要であることを示しています。効果が10年後にも遺残するという意味では，「三つ子の魂，百までも」というようなイメージです。

文　献

1) Holman RR, Paul SK, Bethel MA, et al.： 10-year follow-up of intensive glucose control in type 2 diabetes. N Engl J Med 359： 1577-1589, 2008

■統合失調症における臨界期仮説（critical period theory）

　同様に，統合失調症の治療でも早期治療の重要性が指摘されています。生物学的・心理的・社会的機能は発病初期の5年間で低下しやすく，この間に有効な治療を行えば機能予後が良好です。発病前後の5年間が特に重要です（図7）。これは臨界期仮説（critical period theory）と呼ばれています[1]。
　レガシー効果では血糖を正常にするという一つの基準がありますが，臨界期仮説では脳内のドパミンがどうなっているのかはまだよく分かりません。最近

> 生物学的・心理的・社会的機能は発病初期の5年間で低下しやすく，この間に有効な治療を行えば機能予後がよい。発病前後の5年間が特に重要で，この時期を臨界期と名づけた。これは臨界期仮説と呼ばれている。

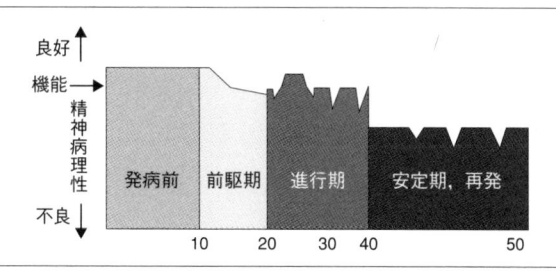

```
良好↑
機能→
  精神病理性
不良↓
        発病前 | 前駆期 | 進行期 | 安定期，再発
              10     20     30    40        50
```

> 疾患が発症した段階ではさまざまな病態生理学的変化が起こっていると考えられる。しかしそれはどのような変化なのか分からない。病態が分からなくても介在物質である「血糖」あるいは「ドパミン」を適切にコントロールすることで，その後の病態の進行が阻止され，機能低下が防げる。

図7　臨界期仮説（critical period theory）

ようやく線条体でのドパミンが増えているらしいことが分かってきたところです。統合失調症の発病早期では少量の抗精神病薬によく反応する反面，少量の抗精神病薬でも副作用が出やすいです。患者さんは一度副作用が出ると，抗精神病薬を飲みたくなくなります。抗精神病薬を無断で中止すると再発再燃を起こしやすくなります。臨界期での治療は予後を左右するので抗精神病薬の過量投与による副作用は避けなければなりません。心理社会的介入を併用しながら，抗精神病薬の必要な量の最低量で治療できれば理想的です。早期の対応が重要であるのは，糖尿病でも統合失調症でも同じです。

　疾患が発症した段階ではすでに「さまざまな病態生理学的変化」が起こっています。その内容はブラックボックスですが，介在物質（「血糖」あるいは「ドパミン」）を適切にコントロールすることで，その後の病態の進行が阻止でき，機能低下が防げる可能性があります。

文　献

1) Birchwood M, Todd P, Jackson C：Early intervention in psychosis. The critical period hypothesis. Br J Psychiatry Suppl 172（33）：53-59, 1998

■臨床効果は3本の矢

　抗精神病薬はドパミンD₂受容体を遮断し，「抗精神病作用」を示します。これを薬効（efficacy）といいます。しかし臨床効果（clinical effectiveness）は薬効だけで決まるのではありません。臨床効果は3本の矢です（図8）。3本の矢とは，1本の矢を折ることは簡単だが，矢を3本束ねると折れにくくなる。だから兄弟で仲良く協力して国を治めなさいと毛利元就が説いたという故事に由来します。それでは臨床効果が強くなるための3本の矢とは何でしょうか。①薬効，②忍容性，③アドヒアランスの3要素です。効果がある薬を飲み続けられることが大切です。そのためには忍容性がある（副作用が少ない）ことが重要になります。

■抗精神病薬の副作用

　抗精神病薬の副作用を考えてみましょう¹⁾。副作用は薬理作用によるものと，そうでないものに分けられます（図9）。さらに薬理作用による副作用は大き

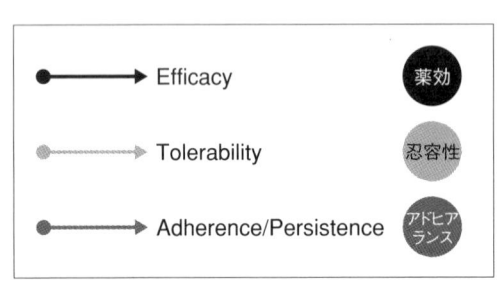

図8　臨床効果（clinical effectiveness）は3本の矢で示される

```
Ⅰ. 薬理作用によるもの
    ①主にドパミン D₂ 受容体遮断によるもの⇒量
      ・錐体外路症状  ・悪性症候群  ・高プロラクチン血症  ・誤嚥性肺炎  ・不整脈
    ②その他の受容体（5HT₂C，H₁，M₁ など）遮断によるもの⇒質
      ・糖代謝異常  ・脂質代謝異常  ・高血圧  ・イレウス  ・肺動脈血栓塞栓症
Ⅱ. 薬理作用では説明できないもの
    ①薬物代謝，アレルギー⇒質
      ・肝障害  ・腎障害  ・過敏性症候群（DIHS）
    ②薬全体（代謝産物や賦形剤を含む）の物理的作用⇒量
      ・尿の沈殿物形成（尿路結石）  ・胆道系の結石
```

図9　抗精神病薬の副作用
（長嶺敬彦，他：統合失調症患者の塩類尿に影響を及ぼす因子の探索．日本医事新報 4445：60-64，2009 より一部改変）

く2群に分けられます。一つの群はドパミン D₂ 受容体を遮断するために出現する副作用です。錐体外路症状，悪性症候群，誤嚥性肺炎などがあります。もう一つの群は D₂ 以外の受容体に抗精神病薬が作用することで起こる副作用です。肥満などの代謝障害や便秘，尿閉などの抗コリン作用によるものがあります。

　薬理作用で説明できない副作用は，薬に対するアレルギー反応や代謝産物による直接的な臓器障害があります。

文　献

1) 長嶺敬彦：抗精神病薬をシンプルに使いこなすための EXERCISE．新興医学出版社，東京，pp13-15, 2011

■コインの表と裏

　抗精神病薬の効果と副作用をイメージで考えてみましょう。副作用は「コインの表と裏」であるといえます[1]。コインの表と裏は切り離すことができませ

ん．表裏一体です．もしあなたが「私は『自由』が好きだ」ということで，「自由」というコインを選べば，その裏には何て書いてあるでしょうか．裏を見ると「孤独」と書いてあります．そこで「『孤独』は嫌だ」ということで「親密」というコインに取り換えると，その裏には何て書いてあるでしょうか．「束縛」と書いてあるのです．

抗精神病薬というコインの表と裏には何と書いてあるのでしょうか．「D_2遮断による抗精神病作用」と表には書いてあるのですが，裏返すと「D_2遮断に伴う副作用（錐体外路症状，高プロラクチン血症…）」と書いてあるのです．このような主たる薬理作用による副作用を"on-target adverse events"といいます．それに対して主たる薬理作用とは関係ない副作用を"off-target adverse events"といいます．"on-target adverse events"は主に抗精神病薬の「量」が関連し，"off-target adverse events"は主に抗精神病薬の「質」が関連します．

文　献

1）長嶺敬彦：抗精神病薬をシンプルに使いこなすためのEXERCISE．新興医学出版社，東京，pp52-53, 2011

■Pines の共通点

Off-target adverse eventsについて簡単に触れておきましょう．これは抗精神病薬の受容体プロフィールを見ることで予測できます[1]．たとえばセロトニン2C受容体（2C）やヒスタミンH_1受容体（H_1）に親和性が高い抗精神病薬は代謝のリスクが高いことが知られています．

臨床的な観点から受容体プロフィールをグレード化したものが図10です．たとえば2CやH_1に作用しやすいのはこの図から，clozapineやolanzapineなど語尾にピンがつく抗精神病薬で，pinesといわれる種類の抗精神病薬です．

Pinesといわれる抗精神病薬の構造式は図11に示すように類似しています．いずれもヘテロ三員環構造を有するのです[2]．抗精神病薬は化学物質ですから，

	利点 ←抗精神病作用→			欠点・副作用			
	1A	2A	D2	2C	H1	M	α1
HPD	−3	−3	0	−3	−3	−3	+1
CLO	+2	+3	0	+3	+3	+3	+3
RIS	−3	+3	0	0	−1	−3	+2
OLA	−3	+3	0	+3	+2	+3	+1
QTP	+1	+3	0	0	+3	+2	+3
PER	+2	+3	0	−1	−1	−3	+2
ARP	0	−2	0	−3	−3	−3	−2
BNS	−3	0	0	−3	−3	−3	−3

凡例　−3　−2　−1　0　+1　+2　+3

HPD：ハロペリドール，CLO：クロザピン，RIS：リスペリドン，OLA：オランザピン，QTP：クエチアピン，PER：ペロスピロン，ARP：アリピプラゾール，BNS：ブロナンセリン

図10　臨床濃度から見た受容体プロフィール

（長嶺敬彦：予測して防ぐ抗精神病薬の身体副作用．医学書院，東京，2009より引用）

抗精神病薬と代謝のリスクは臨床ではかなり明確にリスクの差がある。

Pines：ヘテロ三員環を有する構造で，語尾にpineがつくclozapine，olanzapine，quetiapineはリスクが高い。Pinesが代謝のリスクが高い一つの理由は，D_2以外の受容体に対する作用が強いからである。臨床的な受容体プロフィールを見ると分かる。

Clozapine

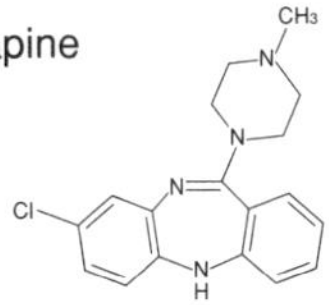

Olanzapine

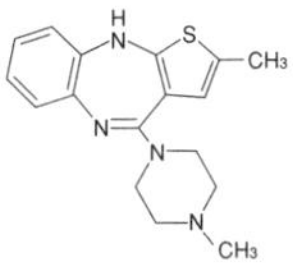

Risperidone

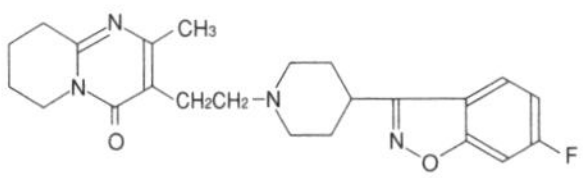

抗精神病薬の代謝に対する作用点はいくつか想定されており，今後分子生物学的に代謝での問題点を解明しなければならない。

図11　構造式と副作用の関連

その構造式で共通の作用を示すと考えられます。残念ながらこのヘテロ三員環構造のどの部分が代謝異常を惹起しやすいのかはまだ研究が進んでいません。分子生物学的方法での解明が待たれるところです。

文　献

1）長嶺敬彦：予測して防ぐ抗精神病薬の身体副作用．医学書院，東京，pp66-73, 2009
2）長嶺敬彦：抗精神病薬の身体副作用がわかる．医学書院，東京，pp64-68, 2006

■非定型抗精神病薬は寿命を縮めるのか？

　非定型抗精神病薬で大きな問題は受容体プロフィールから分るように代謝障害です。代謝障害は心血管イベントの重大な危険因子です。ということは，非定型抗精神病薬は統合失調症患者さんの寿命を縮めるのでしょうか？　答えはYesでもあり，Noでもあるのです。

　Yesを説明します。代謝のリスクが高いclozapineでの推計上のデータです。Clozapineは効果に関してもっともeffect sizeが大きな抗精神病薬です。10万人の統合失調症に10年間clozapineを使用すると約500人の自殺が予防できます。しかしこの間に体重増加や脂質異常症が起こり，約400人が心血管イベントで死亡すると推計されます[1]。代謝のリスクが高い抗精神病薬は，患者さんの寿命を縮める可能性があるのです。

　Noのほうはどうしてでしょうか。Fin11 Studyがそれを証明しています。フィンランドでの11年間のコホート研究です[2]。この間に非定型抗精神病薬が主に使われるようになりました。そして20歳での平均余命を見ると，フィンランド全体では2.4年延長したのですが，統合失調症患者さんはその倍の4.9年も延長しました。それも抗精神病薬を飲んでない患者さんに比べて，飲んでいる人のほうがハザード比0.68で寿命が延長しました。つまり非定型抗精神病薬の内服は，統合失調症患者さんの平均寿命を延長させたのです。Fin11 Studyでいえることは，非定型抗精神病薬による治療は統合失調症患者さんの寿命を延長させたということです。それも代謝のリスクが高いclozapineが一

番寿命延長に寄与していました。

　でもこの結果から clozapine が心血管イベントを抑制したと誤解してはいけません。フィンランド全体での平均寿命が約80歳であるのに対して，フィンランドの統合失調症患者さんの平均寿命は60歳に届かないのですから。非定型抗精神病薬が統合失調症患者さんの寿命を延長させたことは，疾患のコントロールが重要であることを示しています。身体疾患だけでなく精神症状でも，それをコントロールすると寿命が延長するのです。

文　献

1) Fontaine KR, Heo M, Harrigan EP, et al.：Estimating the consequences of anti-psychotic induced weight gain on health and mortality rate. Psychiatry Res 101：277-288, 2001
2) Tiihonen J, Lönnqvist J, Wahlbeck K, et al.：11-year follow-up of mortality in patients with schizophrenia：a population based cohort study（FIN11 study）. Lancet 374：620-627, 2009

■「至適最小用量」が最大の効果を生む

　非定型抗精神病薬は統合失調症患者さんの寿命を延長させる可能性があるのです。それは精神症状のコントロールを介してです。では次に抗精神病薬がその効果を最大限に発揮する使い方を考えてみたいと思います。効果があるのだから2倍量に増やせば2倍効果があるのでしょうか。まず効果は用量依存的かどうかを考えてみましょう。

　ある抗精神病薬の用量をどんどん増やせば，図12に示すように，薬理作用である D_2 受容体遮断率は0％から100％までになります。D_2 受容体遮断が100％になると最大の臨床効果が得られるのではなく，急性期では約65～80％で臨床効果が得られます。D_2 遮断がこの範囲になる抗精神病薬の用量の幅のことを治療窓（therapeutic window）といいます[1]。効果はさまざまな研究から用量反応関係が認められません。認められるのは一定の範囲の至適用量です。それはPET研究でも，用量固定試験でも，臨床用量のメタ解析でもそ

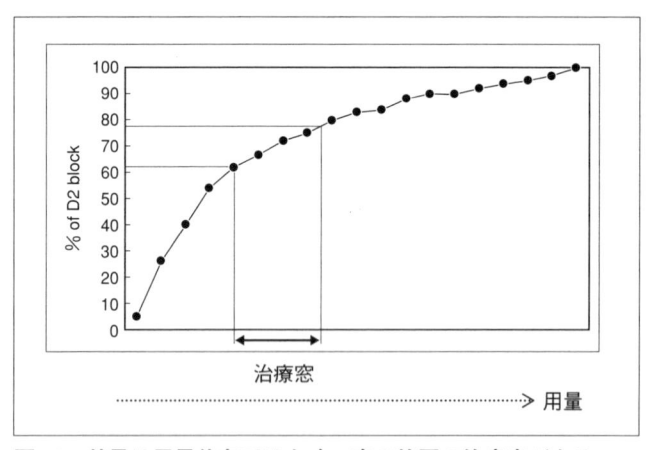

図12 効果は用量依存ではなく一定の範囲の治療窓がある

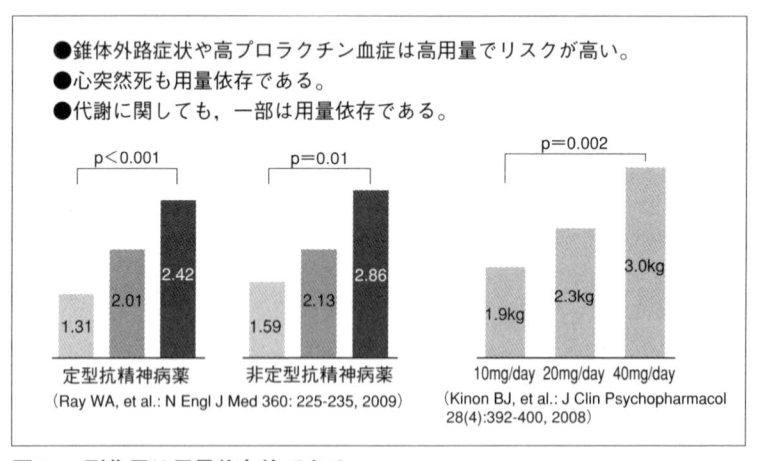

● 錐体外路症状や高プロラクチン血症は高用量でリスクが高い。
● 心突然死も用量依存である。
● 代謝に関しても，一部は用量依存である。

図13 副作用は用量依存的である

うです。これはちょうどトレーニング効果と同じです。トレーニングはやればやるだけ効果が出るわけではなく，一定の至適負荷の範囲内が効果的です。トレーニングのやりすぎはオーバートレーニングで逆に効果が減弱します。同様に抗精神病薬も2倍にすれば2倍の効果があるのではなく，一定の至適用量があります。

ところが大多数の副作用は，治療域のなかで用量依存的に増加します。図

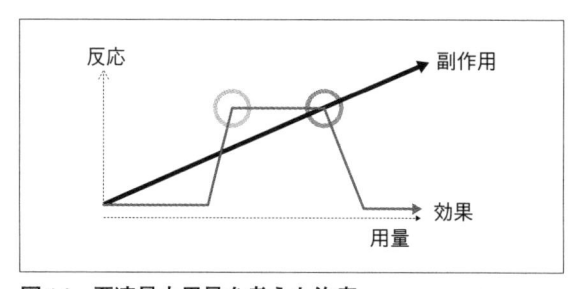

図14 至適最小用量を考えた治療
(長嶺敬彦：抗精神病薬を安全に使用するために―身体副作用からみた至適治療―. 精神科 16：289-294、2010 より引用)

13に示すように，心突然死も用量依存的ですし，条件をそろえれば体重増加も用量依存的になりやすいです。

　そこでこれらの関係を図14に模式図で示します。横軸が用量で，縦軸が反応を示します。効果は一定の至適用量がある。ところが副作用は治療域のなかで用量反応関係がある。すると2つの輪で示した用量はどちらも薬の作用(efficacy)は同じですが，向かって左の輪が臨床効果(clinical effectiveness)が高いことになります。「至適最小用量」での治療が大切です[2]。

　図14に関して，1つだけ補足しておきます。効果だけを考えた場合，至適用量を超えても D_2 受容体は遮断しているので，効果が低下するのではなくそのまま直線的に効果は続くという考え方があります。高用量では副作用が増えるので全体では臨床効果が低下するだけであるという意見です。私はそうは思いません。図14の模式図のように副作用を抜きにしても，至適用量を超えると効果は低下すると思います。なぜなら必要以上に D_2 受容体を遮断すると過敏性精神病(supersensitivity psychosis)が起こるからです。過敏性精神病は抗精神病薬の長期投与によって，D_2 受容体が増加しシナプス後の過敏(supersensitivity)状態が惹き起こされるという仮説です。抗精神病薬による D_2 受容体の増加はアップ・レギュレーションといわれますが，最近の考え方では必ずしも D_2 受容体の全体が増加するという意味でのアップ・レギュレーションが起こるのではなく，ドパミンへの親和性が高い D_2High 受容体が増加し，過感受性が起こると考えられています[3]。至適用量を超えると D_2 受容体の過感受性が起こり，精神症状が出現する危険性があります。だから高用量では効果が

同じではなく低下するのです。D₂受容体の過感受性は精神症状だけでなく，遅発性ジスキネジアの原因にもなります。

文　献

1）Kapur S, Zipursky R, Jones C, et al.：Relationship between dopamine D2 occupancy, clinical response, and side effects：a double blind PET study of first episode schizophrenia. Am J Psychiatry 157：514-520, 2000
2）長嶺敬彦：抗精神病薬を安全に使用するために―身体副作用からみた至適治療．精神科 16：289-294, 2010
3）Seeman P：All roads to schizophrenia lead to dopamine supersensitivity and elevated dopamine D2 (high) receptors. CNS Neurosci Ther 17：118-132, 2011

■至適最小用量の問題点

「至適最小用量」がよいというのは簡単ですが，実際に至適最小用量がどのくらいなのかは難しいです。たとえばrisperidone維持治療（resperidone maintenance treatment）というランダム化比較試験（randomized controlled trial：RCT）を見ると，効果を認めた用量（この試験ではおおよそrisperidone 4mgでした）を基準に，それを1ヵ月後に半分にする，半年後に半分にする，1年間同じ量で治療する，の3群に無作為化すると，推定される再発率は順に約30％，約20％，約10％になりました。再発予防には一定の期間，反応量を維持することも必要です[1]。

至適最小用量は分かりにくいとして，では現実にどのような工夫が可能なのでしょうか。そこで便宜上ですが，至適最小用量を「副作用閾値を超えない」と考えてみるのはどうでしょうか。図15に仮想のラインですが，副作用閾値，効果閾値，再発閾値を引いてみます。抗精神病薬の血中濃度は変動します。脳内の濃度も血中濃度はパラレルではありませんが，変動します。効果閾値を下回ると効果の減弱が見られ，再発のリスクが出てきます。副作用閾値を超えると副作用が出ます。幸いなことに大多数の副作用閾値は効果閾値より上に位置しています。ですから効果閾値と副作用閾値の間で治療することが，理論上で

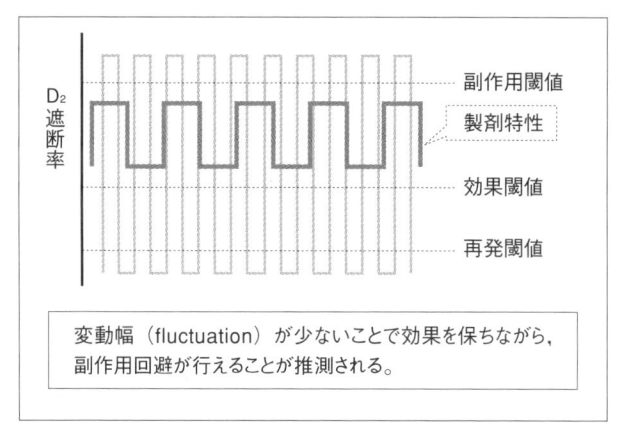

図15 効果閾値と副作用閾値
（長嶺敬彦：抗精神病薬をシンプルに使いこなすための
EXERCISE. 新興医学出版社，東京，2011より引用）

すが，可能です[2]。この幅は患者さんにより異なると考えられますが，脳内での濃度が大きく変動しなければ効果閾値以上で副作用閾値以下の範囲内で治療ができ，少ない用量で治療できることになります．脳内の抗精神病薬の変動幅に関しては，重要な点ですのであとの章で議論します（p63）．

文　献

1) Wang CY, Xiang YT, Cai ZJ, et al.：Resperidone maintenance treatment in schizophrenia：a randomized, controlled trial. Am J Psychiatry 167：623-625, 2010
2) 長嶺敬彦：抗精神病薬をシンプルに使いこなすためのEXERCISE．新興医学出版社，東京，pp54-57, 2011

■非定型性とは

　定型抗精神病薬は錐体外路症状が出やすい欠点があります．それに対して非定型抗精神病薬は黒質線条体でのドパミンD_2遮断が緩やかであるので，定型抗精神病薬より錐体外路症状の出現が少ないです．非定型抗精神病薬の薬理学

的な機序, すなわち非定型性の薬理学的根拠は大きく分けて3つに集約できます。SDA（serotonin dopamine antagonist）作用, 緩い結合（loose binding）, 部分アゴニスト作用（partial agonist）の3つです。SDA作用で非定型性が説明される抗精神病薬は, risperidone, olanzapine, perospirone, blonanserin, paliperidone ERです。緩い結合はquetiapineとclozapineです。部分アゴニストはaripiprazoleです[1]。SDAと緩い結合に関しては比較的理解しやすいのですが, 部分アゴニスト作用は誤解しやすいです。部分アゴニスト作用について理解しておきましょう。

文 献

1）長嶺敬彦：抗精神病薬の身体副作用がわかる. 医学書院, 東京, pp17-18, 2006

■部分アゴニストの薬理作用を理解する

　部分アゴニストであるaripiprazoleは受容体にくっつきシグナルをすべて遮断するのではなく, 一部伝えます。Aripiprazoleが受容体でシグナルを一部伝える作用を内因活性（intrinsic activity）といいます。だからドパミンが過剰であると遮断し, ドパミンが少ないと刺激を伝えるので, ドパミン・システム・スタビライザー（dopamine system stabilizer：DSS）といわれます。

　部分アゴニストの概念を模式図で**図16**示します。今ドパミン2個が必要な伝達とします。右の図が過活動で, 6個のドパミンを伝えています。そこで抗精神病薬で4個塞ぐ（66%遮断する）と2個のドパミンが伝達されるので丁度いい具合になります。これが従来のアンタゴニストである抗精神病薬の薬理作用です。Aripiprazoleはドパミンよりはるかに受容体にくっつきやすく（Ki値が小さく）, 6個すべてに作用します。しかしaripiprazoleが受容体にくっつくと100%遮断するのではなく1つの受容体で0.3（30%）刺激を伝えるとします。$0.3 \times 6 = 1.8$で約2となり, ドパミン2個分の刺激を伝えたことになりちょうどいいことになります。これが受容体レベルでみた部分アゴニストの薬理作用です。

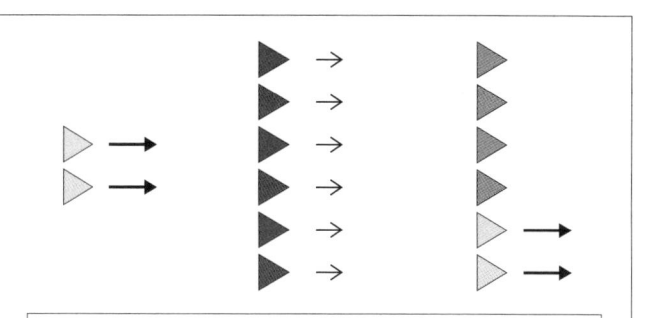

> ドパミン2個が必要な伝達とする。いま病的に6個伝えている。上の図は抗精神病薬で4個塞ぐ（66％遮断する）と2個のドパミンが伝達されるのでちょうどいい。真ん中の図のaripiprazoleは6個すべてに作用する。しかし1個が0.3刺激を伝えるので6個で1.8となり約2個の刺激を伝えるのでちょうどいいことになる。

図16　部分アゴニストの概念

■受容体と神経回路の違い

　しかし臨床でドパミン・システム・スタビライザー（DSS）という新たな薬理学的現象が起こっているのでしょうか。内因活性を中心にドパミンの伝達を調節する作用が臨床で観察されているのでしょうか。考えてみましょう。

　脳は受容体だけでできているのではありません。受容体，樹状突起，神経細胞（ニューロン），軸索が複雑に連絡しあっています。神経回路が集合したものです。図17を見てください。ニューロンは刺激の入力と出力を繰り返しています。ニューロンが刺激を入力するのが樹状突起で，出力するのが軸索です。軸索の先はシナプスがあり，樹状突起につながり，回路を形成しています。ニューロンの役割は刺激の積算です。積算した結果が閾値を超えていれば刺激を伝えるし，閾値以下なら刺激を伝えません。つまりonかoffです。ニューロンが30％だけ刺激を伝えることはありません。受容体では0〜100％の間の連続的な情報ですが，ニューロンではそれらが積算されたあとonかoff（コンピューターでいえば0か1）の不連続な情報に変換されるのです。

　図18に示した例で考えてみましょう。ニューロンの発火閾値を0.8と仮定

図中テキスト:

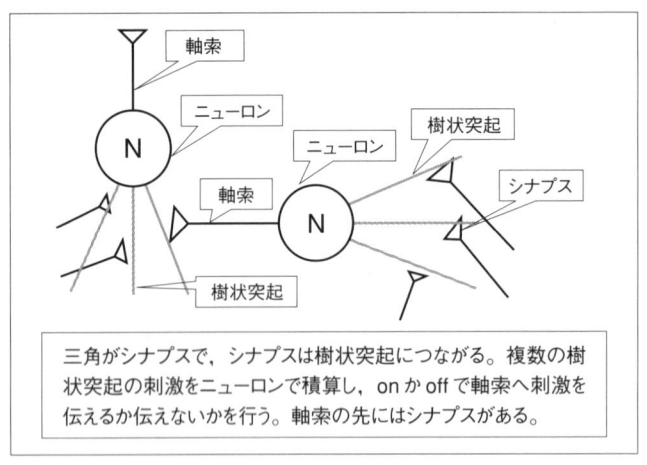

図17付近:
- 軸索
- ニューロン
- 樹状突起
- シナプス
- 軸索
- 樹状突起

三角がシナプスで，シナプスは樹状突起につながる．複数の樹状突起の刺激をニューロンで積算し，on か off で軸索へ刺激を伝えるか伝えないかを行う．軸索の先にはシナプスがある．

図17 ニューロンのしくみ
（長嶺敬彦：抗精神病薬をシンプルに使いこなすための EXERCISE.
新興医学出版社，東京，2011 より引用）

図18付近:
- [A] 0.6 0.3 0.3 アンタゴニストとして作用
- 刺激の伝わる方向
- [B] 0.9 0.3 0.3 0.3 アゴニストとして作用
- 樹状突起 シナプス
- 軸索 ニューロン

部分アゴニストが 0.3 刺激を伝えるとする．ニューロンの閾値を 0.8 とする．[A] では 0.6 だから刺激は伝わらない．[B] では 0.9 だから刺激は伝わる．

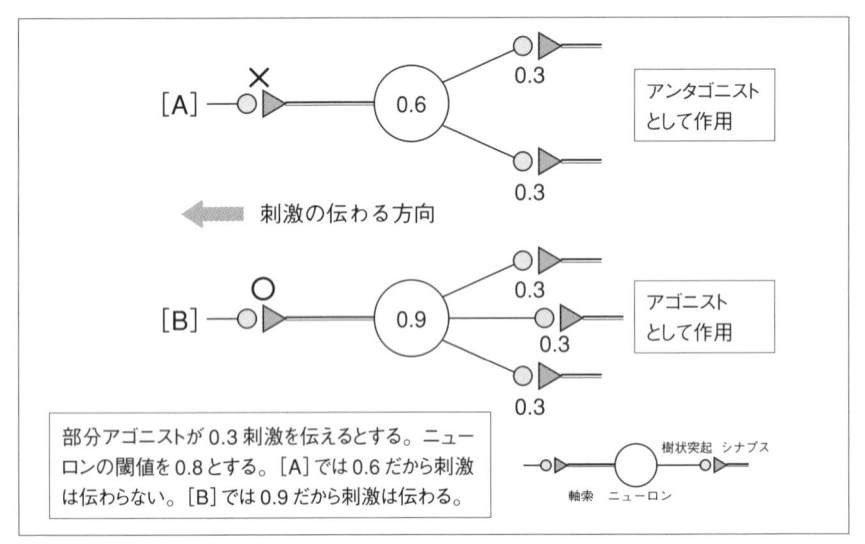

図18 部分アゴニストはアゴニストにもアンタゴニストにもなる

します．つまり 0.8 以上になれば発火し刺激を伝えます．Aripiprazole は受容体で 0.3 刺激を伝えるとします．Aの回路では刺激の合計は 0.6 ですから，ニ

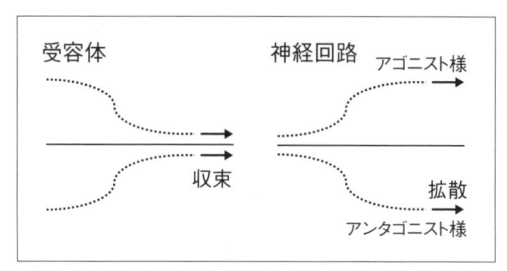

図19 受容体と神経回路で部分アゴニストのイメージは異なる

ューロンは発火しません。つまり拮抗薬（アンタゴニスト）を投与したことと同じ結果です。ところがBの回路では刺激の積算値が0.9となり，ニューロンは発火します。完全作動薬（アゴニスト）を投与したときと同じ結果です。このように部分アゴニストは，回路によりアゴニスト様かアンタゴニスト様になると推測します。

中脳辺縁系では受容体密度が低いのでAの回路です。だからaripiprazoleはアンタゴニストとして作用し，抗精神病作用を示します。これをネット・アンタゴニスト（net antagonist：p95「F．ネット・アンタゴニスト」の項参照）といいます。またD_2受容体密度が高い（余剰受容体が多い）下垂体はBの回路ですから，aripiprazoleは刺激を伝えプロラクチン値を低下させます。下垂体に対してはアゴニストとして作用します。これをネット・アゴニスト（net agonist）といいます。部分アゴニストは回路の構造で，アンタゴニスト様かアゴニスト様になるのです[1]。

部分アゴニストが内因活性（intrinsic activity）を示すのは「受容体」であり，「ニューロン」ではありません。内因活性は，受容体の集合体を細胞のうえに作成した実験系で測定します。たしかに受容体ではドパミンが多いところをaripiprazoleに置き換えるとaripiprazoleの内因活性値まで活性値は低下します。逆に活性が低下しているところにaripiprazoleが作用すると内因活性分まで活性値を上昇させます。図19の左のような内因活性に収束する曲線が得られます。しかし神経回路を通すと，onかoffですから，図19の右のようにアンタゴニストかアゴニストのどちらかになります。拡散するイメージです。

文　献

1) 長嶺敬彦：受容体から神経回路へのパラダイム・シフト．臨床精神薬理 14（2）：289-292, 2011

■ドパミン・システムの回復に必要なものは

　実験で観察される現象がそのまま臨床で再現されるとは限りません。受容体ではなく神経回路で考えれば，内因活性を有する部分アゴニストはドパミン・システム・スタビライザーにはなり得ないことが理解できたと思います。そもそもドパミン・システム・スタビライザー（DSS）という用語は，神経回路を意識して作られた言葉ではありませんでした。精神薬理学，つまり受容体での伝達で考えられた言葉です。部分アゴニストは前シナプスのドパミン自己調節受容体に結合し，前シナプスにおいてドパミン放出を調節します。この受容体でのフィードバック回路をドパミン・システム・スタビライザー（DSS）というのが正しいです。受容体での現象を神経回路を介した現象（実際の精神機能）に用いたことで誤解が生じたのです。

　細胞レベルの話を人体に応用するときは，構造を考慮する必要があります。少しだけ推測を追加すれば，部分アゴニストだけで生体が情報伝達すると仮定すると，内因性ドパミン（自分自身のドパミン）がなくても受容体レベルでは刺激が伝わることになります。ニューロンの発火が少なくても受容体レベルでシグナル伝達が行われるとしたら，そしてそれが長期にわたれば，関所としてのニューロンの役割が不要になり，ニューロンがアポトーシス（細胞死）を起こす危険性があると推測します。

　そもそもドパミン受容体はドパミンに対しての受容体で，抗精神病薬に対しての受容体ではありません。臨床でのドパミン・システム機能を考えるとき，内因性ドパミンが適度な刺激を伝えることが一番重要です。ドパミン・システム機能が回復するには，内因性ドパミンが適度に刺激を伝えることが必要で，それが錐体外路症状や遅発性ジスキネジアの予防につながると考えます。いくら内因活性があるからといって D_2 受容体をほぼ100％占拠する薬の使い方で

は，ドパミン・システムの回復は望めません。

■部分アゴニストはプロラクチンを低下させる

　漏斗下垂体系のドパミンを遮断するとプロラクチン値が上昇します。抗精神病薬はプロラクチン値を上昇させやすく，高プロラクチン血症による副作用は十分認識されています[1]。ところで抗精神病薬の使用中に，高プロラクチン血症とは逆の低プロラクチン血症が起こることがあるのでしょうか。

　プロラクチンの分泌は主にドパミンで制御されています。部分アゴニストは余剰受容体が多ければアゴニストとして作用するので，ドパミン神経を刺激します。ということはプロラクチンを低下させる可能性があるのです。低プロラクチン血症は，部分アゴニストの薬理作用からその存在が予測できる副作用です。部分アゴニストが神経回路を通すとアンタゴニストかアゴニストになることで，従来の常識と異なる副作用の概念が出てきました。低プロラクチン血症です。しかし抗精神病薬誘発性の低プロラクチン血症（antipsychotic-induced hypoprolactinemia）はその存在すら認識されていません。臨床の場で，低プロラクチン血症は起こらないのでしょうか。まずはデータからみてみましょう。

文　献

1）Madhusoodanan S, Parida S, Jimenez C：Hyperprolactinemia associated with psychotropics；a review. Hum Psychopharmacol 25：281-297, 2010

■低プロラクチン血症も副作用？

　低プロラクチン血症があるのか，プロラクチンを測定したデータを検討してみました。我々の施設では2005年までは低プロラクチン血症の症例は皆無でした。つまり部分アゴニストであるaripiprazoleが臨床の場に登場する前は，すべての抗精神病薬はドパミンD_2受容体遮断薬でしたので，プロラクチン値を上昇させることはあっても低下させることはありませんでした。

Aripiprazoleが発売になった2006年以降でのデータを見てみましょう。そこで2006年4月から2011年3月までの5年間に我々の施設で測定したプロラクチンの全データを解析しました。抗精神病薬内服中に何らかの理由でプロラクチン値が測定された症例は，5年間に256例あり，血清プロラクチン（PRL）＞30ng/mLが181例，3ng/mL＜PRL≦30ng/mLが63例，PRL≦3ng/mLが12例でした。臨床上何らかの問題があるから測定されたのですから，当然異常値が多くなります。大多数は高プロラクチン血症でしたが，12例に著しい低プロラクチン血症を認めました[1]。低プロラクチン血症はaripiprazole発売以降，臨床の場に登場したのです。

　PRL≦3ng/mLである著しい低プロラクチン血症を示した12例について，レトロスペクティブに性，年齢，罹病期間，抗精神病薬の種類と量，プロラクチン値が測定された理由を調査しました。男性7名，女性5名で，疾患はすべて統合失調症でした。年齢は28歳から73歳（平均±SDは48.3±14.2歳），罹病期間は6年から45年（23.9±12.1年）でした。血清プロラクチン値は0.1ng/mLから3.0ng/mL（1.6±1.2ng/mL）でした。抗精神病薬の種類はすべての症例がaripiprazoleの単剤処方で，用量は6mg/dayから30mg/day（19.5±9.4mg/day）でした。プロラクチン値が測定された理由は，精神症状の悪化が11例，アカシジアが9例，性的逸脱が7例，自傷行為が4例でした。以上より，抗精神病薬内服中の低プロラクチン血症での一番の共通点はaripiprazoleの内服です。薬理作用から漏斗下垂体にネット・アゴニストであるaripiprazoleが低プロラクチン血症を起こす可能性が示唆されました。

　純粋なD₂アンタゴニストではプロラクチンを低下させることは理論上起こりません。AripiprazoleはD₂部分アゴニストであるので内因活性があるため，余剰受容体数が多い神経回路ではアゴニスト（net agonist）として作用します。抗精神病薬のなかでaripiprazoleは唯一低プロラクチン血症の危険性があります。残念ながら低プロラクチン血症が臨床に与える影響はほとんど研究されていません。低プロラクチン血症は抗精神病薬による新たな副作用である可能性があり，今回観察された精神症状の悪化，性的逸脱が低プロラクチン血症と関連するのか，今後研究していかなければなりません[1]。

　高プロラクチン血症があればすべて副作用が出るわけではないのと同じよう

に，低プロラクチン血症でもすべて症状が出るわけではありません．しかし正常値からの逸脱は生体機能に何らかの影響を与えていることは事実です．また aripiprazole でプロラクチン値が極端に低い場合は，血中での aripiprazole の上昇を意味します．漏斗下垂体系は血液脳関門の外で，生化学的には脳外ともいえますので，プロラクチンの低下が aripiprazole の脳内濃度の上昇を直接的に示しているわけではありませんが，間接的には脳内の至適用量を超えていることを示唆しています．

文献

1) Ngamine T : Antipsychotic-Induced Hypoprolactinemia ; A New Category of Adverse Events? Intern Med J 19, 2012（in press）

■部分アゴニストの功罪

　一つの薬が神経回路という構造体の違いで，まったく逆の作用を示します．異なる神経回路を通すと，部分アゴニストは逆の作用をする可能性があります．構造体，少し難しい言葉を使えばニッチ構築といえるのですが，部分アゴニストは受容体という部分だけではその挙動が分かりません．それが部分アゴニストの有利な点でもあり，使用するときに注意しなければならない点でもあります．

　また部分アゴニストは他の抗精神病薬と併用して使用することは避けるべきです．このことは，アンタゴニストとアゴニストの位置関係を理解するとよく分かります．これは p93 の「アンタゴニストはアゴニストの対極にあるのではない」に詳しく解説します．

　これらの点に注意しながら aripiprazole を使用しなければなりませんが，aripiprazole が抗精神病効果を示す事実は精神薬理学のなかでも特筆すべき意味をもちます．部分ではありますが，ドパミンに対して完全な遮断ではなく刺激作用を有する物質が抗精神病作用を示すことをはじめて証明したからです．内因活性がどれくらいあれば抗精神病薬として理想的な振る舞いをするのか，新たな研究課題が見つかりました．

D. ドパミンの役割

■ ドパミンの低下は活気を損なう

　抗精神病薬の薬理学的作用機序はドパミン D_2 受容体を遮断することです。ドパミンの過剰は問題ですが，ドパミンの低下も問題です。ドパミンが脳内でさまざまな役割をしているからです。

　図20は Positron Emission Tomography（PET）を用いてドパミン遮断の割合と何かの相関関係を見出したものです。抗精神病薬でドパミンをどんどん遮断していけば，それにつれて低下するものがあります。それは何かというと，ウェル・ビーイング（well being）の指標です。ドパミンを遮断しすぎると，ウェル・ビーイングでなくなる，つまり何となく元気がなくなるのです[1]。図

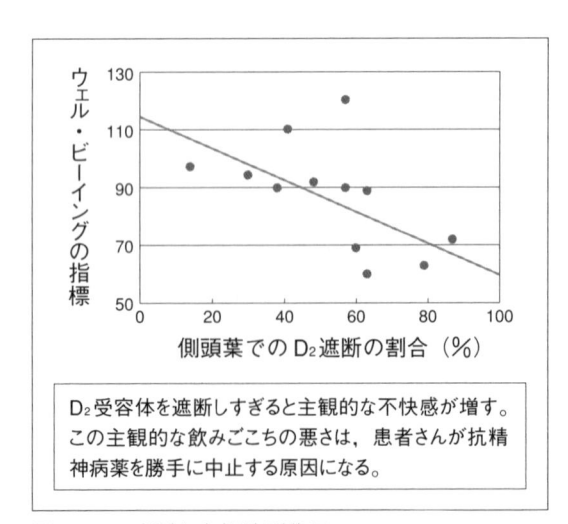

D_2 受容体を遮断しすぎると主観的な不快感が増す。この主観的な飲みごこちの悪さは，患者さんが抗精神病薬を勝手に中止する原因になる。

図20　D_2遮断と主観的副作用

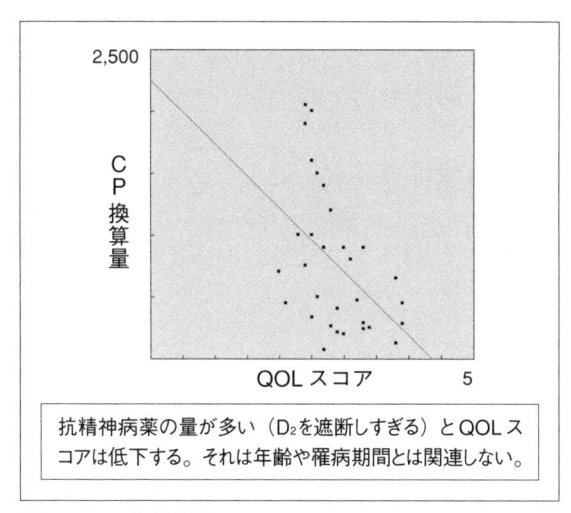

```
                    2,500
                    C
                    P
                    換
                    算
                    量
                                    QOLスコア        5
        ┌──────────────────────────────────────┐
        │ 抗精神病薬の量が多い（D₂を遮断しすぎる）とQOLス │
        │ コアは低下する．それは年齢や罹病期間とは関連しない．│
        └──────────────────────────────────────┘
```

図21　CP換算量とQOL

21は我々のデータですが，chlorpromazine換算量が増える，つまりドパミンをより多く遮断すると，どんどん低下する指標があります．それはQOLです．ドパミンを遮断しすぎると，患者さんは元気がなくなるのです[2]．

文　献

1) Mizrahi R, Rusjan P, Agid O, et al. : Adverse subjective experience with antipsychotics and its relationship to striatal and extrastriatal D2 receptors : a PET study in schizophrenia. Am J Psychiatry 164 : 630-637, 2007
2) 長嶺敬彦，河合厚子：QOLからみた抗精神病薬の至適投与量．日本医事新報 4237 : 30-32, 2005

■学習とドパミン

何かを学び記憶しておくのにどのような物質が基本的に重要なのかを研究した結果が最近発表され，ドパミンは学習に関しても非常に重要な物質であるこ

とが分ってきました。線虫での実験です。線虫は体長約1mmと非常に小さく，神経細胞が302個しかないので遺伝子解析が容易です。線虫は嫌な臭いを学習するのか，もし学習するとしたらどのような受容体が関連するのかを研究した論文で，日本の研究者が行いました。

線虫がその臭いが嫌いである有機物質を使って実験したところ，線虫が「臭い」を学習することが分りました。低濃度の有機物質に事前に1時間曝して学習させた線虫を再び高濃度の有機物質の近くに置くと，学習していない線虫に比べて約1.5倍遠くへ逃げたのです。この学習にはDOP-3という受容体が関連していることが分かりました。DOP-3はヒトのドパミン受容体に相当すると考えられています。ですから学習や記憶にはドパミンが重要な働きをしていると推測されるのです[1]。

文　献

1) Kimura K, Fujita K, Katsura I：Enhancement of odor avoidance regulated by dopamine signaling in Caenorhabditis elegans. J Neurosci 30（48）：16365-16375, 2010

■ドパミンの意味論─サリエンス

ドパミンを遮断しすぎると問題になるのは，錐体外路症状や誤嚥性肺炎などの身体合併症だけではありません。QOLやウェル・ビーイングの指標が低下するという精神機能にも影響します。それは精神機能の維持にドパミンが必要だからです。Kapurはサリエンス（salience）という概念でドパミンの役割を説明しています[1]。サリエンスは山の頂上などのように周りに比べて目立つことが語源です。際立っていることや優先的に行おうとすることを意味します。

周りから際立って目立つ変化，つまりサリエンスが感知されると，ドパミンが分泌され「いつもと何かが違うぞ」と脳が警告を発します。分泌されたドパミンは運動神経につながっているので想起学習を可能にし，それに伴う運動（行動）を可能にします。

図22のポスターが私の住む町のスーパーマーケットにはってありました。

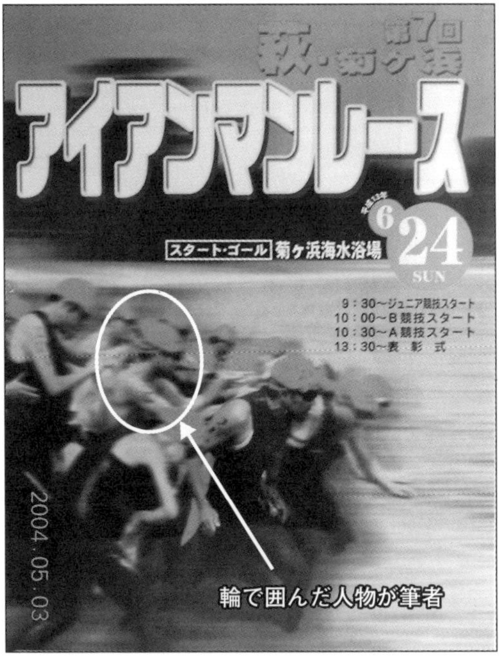

図22 著者の脳にドパミンを放出させたポスター

　皆さん方はこのポスターを見ても100人中100人は特別に何も感じないでしょう。それは皆さんにとってこのポスターがサリエンスとはならないからです。スポーツが好きな数名の方は少しだけ興味を示すかもしれませんが，それでも特別な感情は生じないでしょう。しかし私は違います。このポスターは私にとって非常に大きなサリエンスを感じさせるものでした。このポスターが周りからは際立っていることを私の脳はすぐに感知しました。なぜならこの輪で示した人物は私だからです。私がポスターになったのです。あり得ない確率での出来事です。これを見たとたん，「アッ，これは僕だ，かっこいい」と思ったのです。このポスターは僕にはエベレストの頂上であることを意味します。周りのどの山よりも高いのです。私の脳のなかには大量のドパミンが放出されました。そこで私はものを考え，行動を起こしていたのです。どのような思考で，どのような一連の行動をとったかといえば，皆さんからはばかばかしいと思わ

れるようなものです。普段は人見知りをするシャイな私が近くの店員さんをつかまえて,「あの，これ，僕です。これ，ください」と言っていたのです。店員さんは怪訝な顔をしていました。明らかに「この人何を言っているの」という顔です。しかし私の脳はドパミンが大量に分泌されているので，ある意味怖いもの知らずです。次の瞬間,「そうだ服を着ているから店員さんには理解できないのだ。ここで服を脱げばポスターの人物が僕だと分かるかも知れない。いや待てよ，ここは海ではない。上半身裸になれば警察を呼ばれてしまうだろう」と考え，再度お願いするしかないと脳は瞬時に結論を下し,「すみません。これよかったらください。分かりにくいかもしれませんが，これ僕なんです」と少し控えめでいつものようにおどおどした感じで店員さんに言っていたのです。本当にシャイな私がよく言えたものだと思います。そうすると店員さんも，私の熱意に負けたのか，あるいは店のお客を怒らせたらまずいという社会脳が働いた行動なのか,「名前と電話番号を書いてください。掲示期間が過ぎれば連絡します」と言ってくれたのです。私は嬉しくなり，紙に名前と電話番号を書いて帰りました。それから3週間ぐらいして自宅に電話がかかってきました。すぐに取りに行き，今では額に入れて我が家に飾ってあります。私の宝物です。是非，近くにお寄りの節には我が家に立ち寄りこのポスターを見てください。たかがポスターですが，このポスターは私には十分すぎるほど高いサリエンスを感じさせるものです。

　Kapurはドパミンとは動機的サリエンスを媒介する物質であると言っています。その人にとってドパミンが分泌されるような際立った状況（サリエンス）が起こると，ドパミンが分泌され,「何かが違うぞ，意味があるぞ」と脳が考え，我々は行動を起こすのです。

　もし周りの人から見てサリエンスである状態でないとき，ドパミンが過剰分泌されたら，そこですでに脳はものを考え，行動を起こさせるでしょう。特定の事象が周りの人には理解できないけれど，患者さんにとってサリエンスであることがあります。異常なサリエンスです。すると周りの何かが変わりはじめていると脳は判断し，行動がとられるのです。

文献

1) Kapur S : Psychosis as a state of aberrant salience : a framework linking biology, phenomenology, and pharmacology in schizophrenia. Am J Psychiatry 160 : 13-23, 2003

■夢に関する Hobson の立方体モデルとドパミン

　ドパミンが重要であるのは，覚醒時の精神症状だけではありません。ドパミンは夢とも関連します。眠っている間，脳は休んでいると誤解していませんか。脳は眠っている間も仕事をしています。それは私たちの心臓が寝ている間も鼓動を止めないことと同じです。あるいは私たちが寝ている間，自分ではわかりませんがしっかりと呼吸（息）をしていることと同じです。脳は寝ている間も仕事をしているのです。

　ただし脳は3つの次元でその活動レベルを変化させます。夢の研究者であるHobsonは3次元の立方体を用いた立方体モデルでこの現象を説明しています[1]。

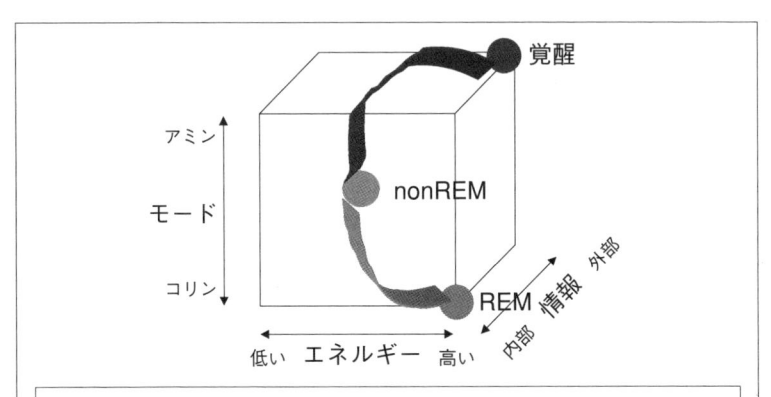

脳は眠っている間も活動している。3つの次元での活動レベルが周期的に変動する。エネルギー（A），情報入力（I），モード（M）である。このAIMモデルの情報入力を外部から内部に変換する物質が，基底核のドパミンである。異常にドパミンが増えると脳は外部からの情報入力のスイッチを切ってしまい見当識を失う。夢の状態である。夢での失見当識と統合失調症の幻覚妄想は一部類似する。

図23　Hobsonの立方体モデル

図23に示すように，エネルギーレベル，モードレベル，情報の入力レベルです。これらの異なる3つの次元が周期的に変動しています。たとえば今皆さんは覚醒してこの本を読んでいますので，エネルギーレベルは高く，化学的にはセロトニン・ノルアドレナリンが支配ししっかりと覚醒しています。そして本という外部からの文字情報を脳に入力しているので，外部入力モードです。しかし昼間の仕事で脳が疲れているとすれば，軽い眠気がきます。すると脳はエネルギーレベルを落とし，化学的にはアセチルコリンが脳幹部に少しだけ分泌され眠気がきます。入力は外部入力を少し遠ざけます。この状態がnonREM睡眠です。皆さん方が私のこの本に興味をもってもらえないとすれば，この本の字を追うことが苦痛になり，さらに眠気がくるでしょう。すると脳は逆にエネルギーレベルを上げ，化学的にはアセチルコリンがどっと分泌され覚醒レベルを極端に落とし，入力モードを外部から内部に切り替え，脳のなかでの情報整理をはじめます。ちょうどインターネットで情報を得たのち，ネット接続を切断し，オフラインで作業するようなものです。これはREM睡眠です。ここで情報入力モードを外部から内部へと切り替えを行っているのが，どうも基底核のドパミンらしいのです。

　そういえば夢と統合失調症の幻覚・妄想は一部類似することに気がつきませんか。夢は登場人物，場所があり得ない組み合わせで形作られます。これを何といいますか。そうです，「失見当識」です。夢を失見当識とはいいませんが，統合失調症の幻覚・妄想状態も登場人物や時間が錯誤されていることがあり，まるで入力モードが脳に蓄えられた昔の情報である内部情報と現実の外部情報が混然としているように思うことがあります。これは情報の入力スイッチが不適切に切り替わっているからかもしれません。基底核でのドパミン・スイッチが誤作動しているのです。

文　献

1）J・アラン・ホブソン（著），池谷裕二（監修），池谷　香（翻訳）：夢に迷う脳―夜ごと心はどこへ行く？ 朝日出版社，東京，pp109-118, 2007

■ ドパミンと境界線

　ドパミンは覚醒時と睡眠時での情報の入力スイッチを調節していることがHobsonの研究から推測されました。覚醒時に限って考えてもドパミンは情報の入力を調節していると考えられます。境界線という概念でそれが説明できます。精神疾患でのドパミンの増減と臨床症状の関連を境界線でイメージしたものが「情報負荷試験」です[1]。

　生体機能は処理できる範囲を少し超えた負荷が加わると，その本質を現します。これを利用したのが負荷試験です。たとえば糖代謝障害では空腹時血糖が上昇する前に，食後の血糖が上昇します。代謝障害を早期に見つけるのに食後血糖や食後中性脂肪値が有用です。食事という負荷が水面下の代謝障害を表舞台に登場させるのです。

　では，精神に負荷をかけるとは，どのようなことでしょうか。精神機能の重要な側面として，コミュニケーションがあります。コミュニケーションは情報の流入から始まります。したがって処理できるより多い量の情報が流入する場面を精神に対する負荷と考えればいいのです。ただし負荷試験といっても，実際に精神に負荷をかけるわけではありません。日常生活で負荷がかかった場面を丁寧に聞くことです。処理しきれない情報が流入したと考えられるとき，どのような行動をとったかを聞きとるのが「情報負荷試験」です。外界の刺激や他者との交流で処理しきれないくらい多くの情報が自己に流入する場面を考えてみてください。そのとき，人はどのような対処行動をとるのでしょうか。あふれる情報を処理するために，多くの人は情報にフィルターをかけ，情報を取捨選択するでしょう。あるいは情報をすべて自己に取り入れる努力をしても，必要に応じてその情報を都合よく忘れることで対処します。これは自己と情報（他者）の間に，自己の都合でフィルターをかけ境界線を引くことです。つまり「情報負荷試験」で測定するマーカーは「境界線」です。

　では統合失調症の患者さんがあふれる情報に接したら，どうでしょうか。彼らがあふれる情報に接したら，情報や他者の言動は無秩序に彼らの自己に流入し，自己と他者の間にある境界線を簡単に飛び越えて彼らの自己に吸収されます。情報は彼らの自己を修飾し，そして彼らの自己を外に向けて拡張させます。

そこには「境界線」は存在せず，外界の刺激や他者の言動は彼らの「自己の神話」を作る部品として機能することもあります。自己の神話は妄想という形で，他者には多少理解しがたい物語として饒舌に語られるのです。統合失調症の患者さんでは，病状が悪化すればするほど，境界線は消失する傾向が見られます。境界線が完全に消失すれば，自己のアイデンティティを保つことができず錯乱してしまいます。一度取り入れた情報を簡単に自己から放出することはしないので，自己の修飾や膨張が起こるのです。症状の悪化時の中脳辺縁系の過剰なドパミンは境界線を消し去るベクトルに作用すると考えられます。ドパミンが境界線を調整しているという見方もできます。

文　献

1) 長嶺敬彦：発達障害をイメージするための負荷試験〜あふれる情報への対処〜．日本医事新報 4549：81-86, 2011

■報酬系とドパミン

満足感を体験するプロセスが報酬系で，その中心的な役割を果たしている神経回路は腹側被蓋野を中心とします。この回路ではドパミン D_2 受容体，オピエート受容体，NMDA受容体が分布しているのです。抗精神病薬で必要以上に D_2 受容体を遮断すると快体験を経験できなくなり，無快感（アンヘドニア）となり陰性症状が悪化したように見えます。

逆に報酬系の制御ができない状態は依存を形成してしまいます。報酬系のドパミンが出続けると大変なことになります。動物実験ですが，腹側被蓋野を電気的に刺激すると快感を得ます。そこでネズミ自身がボタンを押すと腹側被蓋野が刺激されるように設定すると，ネズミはこのボタンを押し続けます。まさに寝食を忘れてその快感に酔いしれるのです。寝食を忘れると痩せて死んでしまうネズミも出ます。有名なのは危険な薬物であるヘロインという麻薬はこの腹側被蓋野を活性化させるのです。だから依存が形成され中毒になり，正常な社会生活ができなくなる可能性があるのです。腹側被蓋野のドパミンの異常な

活性化は，ほかのものが目に入らなくなる作用です。盲目性を形成してしまうのです。

　報酬系を適切に維持していくには，扁桃体，側坐核，淡蒼球などの辺縁系や前頭前皮質の回路が正常に作動する必要があり，これらの回路の機能が正常な報酬系の維持に欠かせません。ところで辺縁系や前頭前皮質にはドパミン D_3 受容体が多く分布しています。D_3 受容体の役割はまだ解明されていませんが，依存形成における学習機能と関連すると考えられています[1]。ですから D_3 受容体を遮断することで不適切な依存形成が改善する可能性も指摘できます。抗精神病薬で D_3 受容体に親和性が高いのは amisulpride と blonanserin です。Amisulpride は非定型抗精神病薬ですが，SDA でもなく，緩い結合でもなく，部分アゴニストでもないのに非定型抗精神病薬の一つです。つまりどうして非定型性を示すのか薬理学的機序が説明できていないのです。Blonanserin はセロトニン 2A 受容体よりドパミン D_2 受容体への親和性が高く厳密な意味では SDA ではありません。もちろん緩い結合も部分作用もありませんが，非定型抗精神病薬です。Amisulpride と blonanserin に共通するのはどちらも D_3 受容体への親和性が高いことです。D_3 受容体の機能はまだ完全に解明されていませんが，報酬系での作用など精神機能には大きな影響があります。異常なこだわりなどはこの報酬系と関連するかもしれません。D_3 受容体は精神機能と密接に関連している可能性があります。D_3 受容体を遮断することで改善する精神症状もあるのかもしれません。今後の研究が期待されます。

　ここでも amisulpride や blonanserin という非定型抗精神病薬が臨床で効果を示し，それらの薬が D_3 受容体への親和性が高いことから，D_3 受容体と抗精神病作用という仮説が考えられるわけで，chlorpromazine が抗精神病作用を示した後に D_2 受容体が分かったことと同じ順番です。最初に理論があるのではなく，臨床から理論が導き出されるという流れです。精神薬理ではこのように臨床から得られる情報から薬理学的な進歩が起こることが多いのです。ただし amisulpride も blonanserin も主たる抗精神病作用は当然ですが，ドパミン D_2 遮断作用であることに変わりはありません。

文 献

1）Heidbreder CA, Newman HA：Current perspectives on selective dopamine D3 receptor antagonists as pharmacotherapeutics for addictions and related disorders. Ann NY Acad Sci 1187：4-34, 2010

■直感とドパミン

　将棋や囲碁で名人といわれる人の脳はいったいどうなっているのでしょう。妙手を思いつく思考過程とはどのようなものか，なかなか解明されません。序盤や終盤は打つ手が限られ予想しやすいといいますが，中盤では無数の指し手があるのです。勝敗には，中盤での妙手が大きく影響します。名人といわれる人が絶妙の一手を思いつくのも実はドパミンが関与している可能性があるのです。

　絶妙の一手をあとで本人に聞いて検証してみても「何となく」ということが多いそうです。絶妙の一手は，打った本人すらどうしてその手を思いついたのか，その理由がうまく説明できないものです。名人の脳のなかにある精巧なコンピューターが正確な演算を行い，その結果絶妙の一手が生まれるわけではないのです。むしろ直感が働くとき絶妙の一手が生まれるといいます。直感はおおむね正しいのですが，どうして正しいかは説明できません。

　「直感」に類似した概念に「ひらめき」があります。どちらも無意識が関与しています。最近の研究によれば，無意識は単に意識がないのではなく，効率的に情報処理を行うと考えられています。それはHobsonの夢の研究を紹介しましたね。我々の意思決定には，無意識が大きな役割を果たしているらしいのです。「らしい」と表現したのは，無意識は意識できないから，正確に伝えることができないのです。無意識の存在を示す証拠として，たとえばサブリミナル効果が有名です。認識できない（意識にのぼらない）ごく短いコマ数の映像でメッセージを流すと，そのメッセージが行動に反映されるというものです。

　直感とひらめきの話に戻って，両者の類似点は無意識で膨大な情報処理が行われた結果一つの回答が得られたのです。日常では直感もひらめきも混同され

ています。しかし脳科学では，直感とひらめきはまったく異なる現象と定義されています。直感とひらめきの一番の違いは，結果が得られたとして，その過程が言えるかどうかです。ひらめきはあとで振り返ると，どうしてそうしたかその理由が理路整然と説明できます。たとえば難しい数列の問題も回答を聞けば，その法則を簡単に説明できます。それに対して直感は，どうしてそうしたか結局説明できないのです[1]。当然，両者で担当する神経回路も異なります。ひらめきは前頭前野を介する神経回路で，直感は基底核を介する神経回路だと考えられています。直感が働くには基底核を鍛えなければなりません。前頭前野だけでなく，さらに幅広い訓練が必要です。基底核は反復練習により手続き記憶を覚える場所でもあります。無意識にいとも簡単にできる行為の例として，箸を使う，自転車に乗るなどがありますが，それらは後天的に小脳の運動回路と基底核での手続き記憶が連動するよう訓練したからです。基底核での神経伝達物質はドパミンです。ドパミンを介した回路はこのように直感を育むには重要です。名人が妙手を思いつくのは日ごろの鍛錬（トレーニング）で，基底核のドパミンを上手に刺激しているのではないでしょうか。

文　献

1）長嶺敬彦：次なる一手．自治医科大学同窓会報 57：9-11, 2011

■ドパミン D_2 受容体の過感受性— D_2High 受容体の存在

抗精神病作用は厳密には分かりませんが，すべての抗精神病薬は D_2 受容体を遮断することで臨床効果を得ています。受容体の活動はどれも同じではなく，大きく2群の状態があると考えられています。活性状態にあるものと休眠状態にあるものです。活性状態にある受容体に伝達物質はくっつきやすいです。そして生理作用を示します。ドパミン D_2 受容体にも活性状態にあるものとそうでないものがあると想像されています。少し難しいですが，考えてみましょう。動物実験では D_2 受容体には高親和性状態（High）と低親和性状態（Low）があることが分かっています。統合失調症の患者さんは D_2 受容体の過感受性が

認められますが，これは高親和性状態の受容体が増加しているためと推測されています[1]。つまり D_2High 受容体の増加です。抗精神病薬はこの D_2High 受容体にくっつき過感受性を改善し，臨床効果を示します。

今までの研究で，抗精神病薬の臨床用量と D_2 受容体親和性（Ki値）の間にはきれいな相関関係があるので，抗精神病薬の主たる作用部位は D_2 受容体と考えられています。抗精神病薬の投与歴のない統合失調症患者さんでは D_2 受容体が多いことも確かめられています。動物モデルでは全体の D_2 受容体は多くはないのですが，D_2High 受容体が多いことが確認されているのです。残念ながらヒトでは D_2High 受容体を画像的に検出することに現時点では成功していません。

ところでドパミン仮説で理解しにくいことは，実際に統合失調症患者さんで D_2 受容体が多いのは線条体であり，側頭葉ではないのです。そもそも D_2 受容体は，大脳皮質より基底核領域（被殻，尾状核）で約10倍多いことが分かっています。しかし大脳基底核のドパミンは主に運動制御をしており，統合失調症の症状と関連しないと考えられています。むしろ統合失調症での精神症状は前頭前皮質領域のドパミンの異常で，大脳基底核は関係ないと考えられていました。抗精神病薬の臨床効果は線条体外ではなく線条体領域（基底核領域）の D_2 占有率と明確に関連している点が従来のドパミン仮説と合わないのです。しかしよくよく考えると，基底核領域のドパミンは，学習，報酬系，直感などと関連しています。線条体領域のドパミンの過感受性を抗精神病薬でコントロールすれば基底核領域から発せられるシグナルが安定し，抗精神病作用を示すと考えられないでしょうか。基底核領域のドパミンは従来は錐体外路症状と関連し副作用の場所としか考えられていませんでしたが，抗精神病作用の作用点である可能性があります。情報の外部入力から内部入力への変換も基底核領域のドパミンが関与するので，無意識までも含めて基底核領域のドパミンはさまざまな精神機能に影響を与えると考えます。

文　献

1) Seeman P : Dopamine D2 receptors as treatment targets in schizophrenia. Clin Schizophr Relat Psychoses 4 : 56-72, 2010

■ ドパミンのすごさ

　このようにドパミンはさまざまな脳機能に関与しています。ヒトの脳にはおよそ1,000〜1,500億個もの神経細胞があるといわれていますが、そのうちドパミン作動性の神経細胞はせいぜい50万個にすぎません。割合でいうと、0.0003％くらいでしょうか。ドパミン神経細胞の細胞体は脳のなかでも限局して存在しています。しかしその神経線維は大脳皮質や皮質下の広範な領域に投射しています。ドパミンが情動や行動の司令塔であることは間違いありません。

　ドパミン神経伝達の障害は幻覚妄想だけでなく、薬物依存にも関連します。ドパミンの低下は学習機能に影響を与え、創造的に生きることに悪影響を与えます。ドパミン回路が正常に機能することが重要であることが理解できたのではないでしょうか。精神機能とドパミンはまだまだ分からないことだらけです。今後科学の進歩とともにさらに新しい知見が分かってくるでしょうが、周りの変化の察知、新たな学習、過去の体験と新たな情報の整理、瞬時の有利な判断、直感の形成などに、ドパミンはなくてはならないものです。ただし過剰になると周りが見えなくなり、外界の変化に無頓着になり、場合によっては生存を脅かされることになります。

　ドパミンの構造式を図24に示します。ドパミンはカテコラミンの一種です。カテコラミンとはカテコール（ベンゼン環と横並びに2個の水酸基）とアミン（NH_2）がくっついたものの総称です。分子量が153.2と小さな物質であるこのドパミンという物質のすごさを改めて感じます。そのドパミンを制御する方法として、我々は抗精神病薬というドパミン遮断作用を見つけたのです。ただし抗精神病薬は「抗精神病作用」を示すと同時に、時には精神症状を惹起することに注意しなければいけません。ドパミンがこれだけさまざまな機能を示し

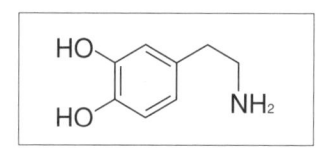

図24　ドパミンの構造式

ているから当然です。

　そもそも薬の語源は「奇し（くすし）」だといわれています。飲んだ人が奇妙な状態になったので人々がびっくりしたことが薬の語源です。抗精神病薬は不適切に使うと身体的な副作用だけでなく精神の変調をきたします。まさに「奇し（くすし）」であり，そういう意味では薬の原型です。裏を返せば，抗精神病薬は使い方をあやまると「薬」ではなく「奇し」になってしまうのです。薬として有効に使う知恵をもたなければなりません。

E. 変動幅を考える

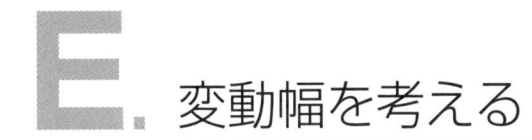

■量と質

　まず我々は，精神機能を介在する物質であるドパミンをコントロールすると抗精神病効果が得られるということを学びました。ではドパミンを遮断すればするほど治療効果が上がるのでしょうか。統合失調症でD_2遮断を行い続ける，あるいは糖尿病で血糖を下げ続けることで，最大の効果が得られるのでしょうか。

　高度な文明を手にした我々がもっとも陥りやすい過ちの一つが，「何かよいことをしたときそれを行い続ければさらに効果が得られる」という錯覚であるとCapraは指摘しています[1]。ということはこの疑問に対する答えはNoという可能性が高いということです。

　介在物質をコントロールするという戦略（ストラテジー）では量も大切ですが，量だけでは最大の効果は得られない可能性があります。

文　献

1）フリッチョフ・カプラ（著），吉福伸逸（翻訳）：ターニング・ポイント―科学と経済・社会，心と身体，フェミニズムの将来．工作舎，1984

■変動幅というドパミン遮断の「質」をコントロールする

　量だけではだめというのであれば，質を問題にするとよいのではないでしょうか。ではD_2遮断の質とは何でしょうか。それはD_2遮断の変動幅（fluctuation）です。脳内のD_2遮断率は常に変動します。その一因は抗精神病薬の血

中濃度が変動することです。抗精神病薬の血中濃度は吸収,代謝,排泄で変化します。もちろん抗精神病薬の脳内濃度と血中濃度はパラレルになるわけではありませんが,血中濃度が変化すれば当然脳内の濃度も影響を受けます。また脳内から抗精神病薬を汲み出すp糖タンパクの作用で抗精神病薬の脳内濃度は変化します。さらに脳内濃度が同じでも抗精神病薬のD_2受容体への親和性,それからD_2受容体からの乖離の速度でD_2遮断率は変化します。このようにD_2遮断率に影響する因子はあまりにも多く,脳内のD_2遮断率は一定にはなりにくいのです。

D_2遮断率が副作用閾値を超えれば副作用が出やすくなります。D_2遮断率が低下した時間が長くなると効果の減弱が起こるでしょう。さらにD_2遮断の変動幅が目まぐるしく変わることで起こる副作用もあります。つまり脳内のD_2遮断率に変動幅があることによる問題を3つ指摘できます。①D_2遮断の低下での効果の減弱,②D_2遮断の上昇での副作用の出現,③D_2遮断が大きく変動することによる副作用の出現の3つです。D_2遮断率の変動幅を小さくすることで,これらの3つの問題が少なくなります[1]。

文献

1) 長嶺敬彦:ドパミンD_2遮断の「質」を意識した治療〜変動幅を小さくすることの意義〜.最新精神医学16:209-213,2011

■ D_2遮断の時間軸を考える

ある一時点でのD_2遮断率を考えるのが「D_2遮断の量」を検討することです。時間の経過でのD_2遮断率を考えることが「D_2遮断の質」を検討することです。D_2遮断率が時間とともにどのように変化するかです。D_2遮断率に時間軸を加えてみる発想です。

D_2遮断をどのくらいの長さ行えばいいかという問題は残念ながら解決できていません。KapurらはD_2受容体に緩く結合し(loose binding),早く乖離する(fast dissociation)抗精神病薬は錐体外路症状が少なく抗精神病作用を示す

ので，D2遮断は一時的でよいと推測しています[1]。たしかにD2受容体をずっと遮断する必要はないと思います。脳内での刺激伝達は電気信号と神経伝達物質を介して行われていますが，神経伝達物質が受容体と作用し刺激を伝えるには数十ミリ秒で可能です。これは電子の受け渡しで，電子伝達だからです[2]。可逆的で素早い伝達です。抗精神病薬は神経伝達物質であるドパミンが数十ミリ秒単位で刺激を伝えるところを阻害できればよいので強固にD2受容体を阻害しなくても効果があるはずです。しかしいつドパミンが受容体に来るか分からないので早い乖離では乖離した間にドパミンが過剰に刺激を伝える危険性があります。もちろん早い乖離といっても数十秒は受容体に作用していますので，早い乖離の薬も十分効果を示します[3]。究極的には数十ミリ秒単位でドパミンが作用するときだけ阻害すれば抗精神病効果が得られる可能性がありますが，いま過剰なドパミンが来たのでそれをリアルタイムで阻害するというような芸当はできません。つまり抗精神病薬が異常なドパミンを監視し，それに合わせてD2受容体を遮断するというフィードバック系は存在しません。つまり必要な瞬間だけをブロックするというのは現実的には無理です。もちろん緩い結合の薬はより高用量が必要でしょうし，持続的にD2受容体を阻害する薬はより低用量で効果を示すと考えられます。

　安定した効果からいえば，一定の時間D2受容体を遮断するほうがよいです。しかし遮断しすぎれば副作用が出ます。そこでD2受容体遮断率が効果閾値以上副作用閾値以下の範囲で変動が少ないことが理想的です。変動幅を小さくすれば副作用閾値を超えにくく，臨床効果を示す遮断率が維持できる可能性があります。必要な情報を伝えるドパミンは遮断せず，D2受容体の変動幅を小さくする戦略が有効です。D2遮断が変動し発生する問題が3つありましたが，次に，臨床でそのような現象が起こっているか見てみましょう。

文　献

1) Kapur S, Zipursky R, Jones C, et al.：Relationship between dopamine D2 occupancy, clinical response, and side effects：a double-blind PET study of first-episode schizophrenia. Am J Psychiatry 157：514-520, 2000
2) 諸岡良彦，平井憲次，清水高子：科学的に見た dopamine およびそのアゴニスト，アン

タゴニストと受容体の相互作用. 臨床精神薬理 12：2353-2371, 2009
3) Seeman P：An update of fast-off dopamine D2 atypical antipsychotics. Am J Psychiatry 162：1984-1985, 2005

■症状のゆらぎ（1）：効果の減弱
─症状のブレを防ぐには D₂ 遮断の変動幅を小さくすることが大切

　地域精神保健福祉機構が当事者にアンケート調査したところ，実に 80％の患者が「症状のブレ」を体験していました[1]。効果の持続が十分でなく，頓服薬を服用している割合が高いのです。それも夕方から夜にかけてブレを感じる患者さんが多く，「被害妄想が強くなる」「頭のなかが幻聴でいっぱいになる」など，陽性症状の増悪が見られるといいます。患者さん自身が抗精神病薬の効果の減弱を実感しているということでしょうか。

　それに対して血中濃度が安定する持効性注射剤である risperidone long acting injection（RLAI）を導入したところ，症状のブレを感じる割合が減少したといいます[2]。もちろんこれはアンケート調査であり，D₂ 遮断の安定度と症状のブレを科学的に比較したものではありません。しかし効果の面でも変動幅は重要な因子であると想像できます。再発のデータもそうですが，一定の D₂ 遮断は必要です。つまり効果閾値を下回らないことです。

文　献

1) 熊田貴之：統合失調症における当事者意識調査．こころの元気＋4 (11)：48-49, 2010
2) 木村尚美：新しい統合失調症治療薬インヴェガ錠が発売されました．こころの元気＋4 (12)：48-49, 2010

■症状のゆらぎ（2）：副作用の増強─知覚変容

　夕方の症状のゆらぎで，症状の悪化は同じですが機序が上記と逆の現象があ

ります。知覚変容（paroxysmal perceptual alteration）という現象です。D_2遮断率が副作用閾値を超えていると考えられる現象です。

　夕方になると光や細かい模様が気になって苦しいが，休むとよくなるような場合です。「光がギラギラ見えてまぶしい」「細かい模様がやたら気になる」「紙の縁や物の境界線が強く見える」，これに不安や恐怖を伴うような場合です。このような症状が夕方，疲れたとき，人ごみのなかで起こることを「知覚変容発作」といいます。

　知覚変容発作は山口直彦先生と中井久夫先生が抗精神病薬服用中の患者が，主に視覚過敏を特徴とする発作を経験することを報告したことにはじまります。特徴は，①急性発症，②数分から数時間の経過で徐々に軽快，③夕刻の疲労時に好発，④症候の内容は知覚過敏化，視覚・聴覚，身体感覚にかかわる変容を主体とする，です。当初は統合失調症患者さんで見られたので統合失調症の一症状と捉えられました。

　しかし最近では抗精神病薬の副作用という立場が主流です。慶応大学の内田裕之先生の調査では①罹患率は抗精神病薬が投与されている患者の3.25%，②ほとんどが視覚領域の知覚変容，③高力価抗精神病薬で起こしやすい，④本発作の3〜4割は眼球上転発作を伴う，⑤統合失調症以外でも抗精神病薬の投与で発症する，⑥投与されている抗精神病薬を減量することで精神症状の悪化を認めず軽快または消失する，⑦本発作は抗精神病薬の加療投与の指標になる，と考えられ，抗精神病薬によるD_2遮断率が副作用閾値を超えていると考えられました[1]。その機序としては錐体外路症状と同じようにドパミン遮断，特に基底核でのドパミン遮断が知覚の情報処理にどうも関係するためと推測されています。知覚変容発作は周りから理解されず患者さんが苦しんでいます。実際の症例を見てみましょう。

　30歳代，男性の統合失調症患者さんです。Aripiprazole 30mg/dayが主剤で，不眠傾向にありquetiapine 100mg/dayとflunitrazepam 2mg/dayが眠前に併用されていました。夕方になると「光がギラギラ見えてまぶしい」「カーテンの模様が昼間とは違って立体的に見える」「机の角が浮き上がって見える」などの知覚変容発作を起こし，不安や恐怖を訴えていました。Aripiprazoleの減薬が行われ，18mg/dayになると知覚変容発作の回数が減じてきましたが，まだ

週に2回は夕方に不安とともにテレビが異常にまぶしく感じていました。知覚変容発作は低力価の薬のほうが起こりにくいのでolanzapineへの変薬が検討されましたが、肥満と高脂血症があったので断念しました。Aripiprazoleによるアカシジア症状があり、それも不快でしたのでスイッチングすることになりました。Aripiprazoleの減薬で不眠が改善したので、quetiapineも減量中止し、paliperidone ER 6mg/dayの単剤投与となりました。スイッチングが完了して、この知覚変容発作は起こらなくなりました。Paliperidone ERは徐放化製剤で、D_2遮断の変動幅が少ない利点があります。この症例はドパミンD_2遮断が至適用量を超えることで知覚変容が起こっていた可能性が高いです。

文 献

1) Uchida H, Suzuki T, Yamazawa R, et al.：Reducing the dose of antipsychotic agents ameliorates visual hypersensitivity attack：an ideal treatment option in terms of the adverse effect. J Clin Psycopharamacol 26：50-55, 2006

■知覚変容発作と夢

ところで、知覚変容発作はどこか「夢」と類似していませんか。また夢は統合失調症の幻覚・妄想とある部分類似していることに気がつきませんか。いずれも失見当識があります。時間、場所、感覚が現実離れしているのです。

夢も知覚変容発作も、ほとんど視覚領域での体験です。視力が異常で起こる現象ではありません。情報の入力が外部と内部でミックスしているような現象です。脳の情報の入力が外部からと内部からが混然としている現象です。情報の入力モードを切り替えるスイッチは基底核のドパミンがしているのでしたね。この機能がうまくいっていないのだと思います。それはドパミンが多くても少なくても問題なのではないでしょうか。D_2受容体の過感受性である場合、抗精神病薬でD_2受容体を遮断しすぎた場合、どちらも情報入力スイッチの切り替えがうまくいかなくなるのではないでしょうか。そういう意味では、ドパミンの過剰でも低下でも知覚変容発作は起こりうると思います。知覚変容発作

は，山口先生・中井先生の統合失調症の一症状という観察も抗精神病薬の過量投与という説もどちらもありうる現象だと思います．しかし最近の知覚変容発作は抗精神病薬の過量投与が原因であることが多いと思います．なぜならすでに抗精神病薬で治療されている患者さんが知覚変容発作を起こすからです．

ドパミンを必要以上に遮断すると

　厄介なのはすべての抗精神病薬で D_2 遮断に伴う副作用のリスクがあることです．On-target adverse events は熟知しておかなければなりません．それはコインの表と裏だからです．その例としては誤嚥性肺炎の問題があります．嚥下反射や咳嗽反射を司る物質はサブスタンスＰです．サブスタンスＰは大脳基底核のドパミンで制御されています．

　抗精神病薬で大脳基底核のドパミンを遮断しすぎるとサブスタンスＰの低下が起こり，嚥下反射や咳嗽反射が低下し，誤嚥のリスクが生まれます．実際に誤嚥性肺炎を繰り返す症例でサブスタンスＰを測定してみますと，**図 25** に示すようにコントロールに比べ低下していました[1]．

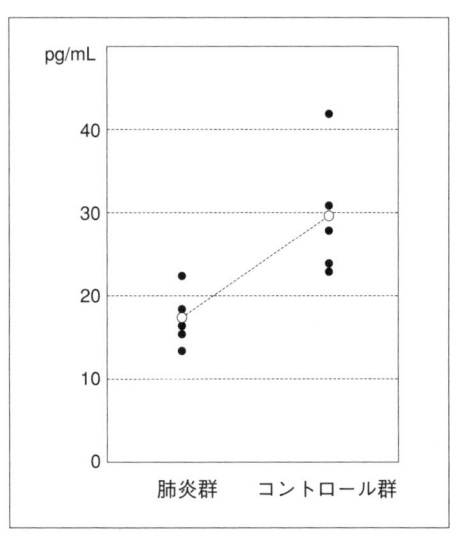

図 25　誤嚥性肺炎と血清サブスタンスＰ濃度

誤嚥性肺炎は予防が肝心です。嚥下機能が低下したら必ず肺炎を起こすわけではありません。寝ている間に口腔内の雑菌が気管に入ることで肺炎になるのです。ですから口腔ケアを行うことで嚥下反射が低下していても肺炎が予防できます。抗精神病薬が増量になるときは口腔ケアもしっかりと行い，不顕性誤嚥からの肺炎を予防するとよいです。

文　献

1) Nagamine T, Nakayama H : Serum substance P concentration in pneumonia patients with chronic schizophrenia. Intern Med J 16 : 181-182, 2009

■錐体外路症状はいまだに大きな問題である（1）

線条体系のドパミンは運動を調節しています。D_2を遮断すると錐体外路症状が出現しやすくなります。錐体外路症状は定型抗精神病薬の時代の副作用で，過去のものと思っていませんか。緩い結合で乖離が早い抗精神病薬は確かに運動系の副作用は少ないのですが，まったく起こらないわけではありません。ましてやD_2受容体に強固に作用する抗精神病薬はたとえ非定型抗精神病薬であっても至適用量を超えると運動障害を起こす危険性があります。それは部分アゴニストであるaripiprazoleでも同じです。

錐体外路症状はさまざまな分類がありますが，時間で大きく2つに分けて考えましょう。急性の錐体外路症状と慢性期での遅発性の錐体外路症状です。急性期の錐体外路症状は抗精神病薬を減量することで改善します。放置すると遅発性ジスキネジアの重大な危険因子となりますので，急性の錐体外路症状はていねいな減薬を行うべきです。

慢性期での遅発性の錐体外路症状は完全に症状がよくなるのは難しいです。遅発性ジスキネジアは日常の生活動作でさまざまな危険をはらみます。73歳女性で罹病歴が約50年の統合失調症の患者さんの例です。遅発性ジスキネジアがあり，転倒しテレビの角で右の額を切り，縫合の依頼がありました。傷は痛がらず左耳を痛がりました。麻痺はありません。しかしCTを撮ったところ

第1,2頸椎骨折が見られたのです。私が縫合しやすいように患者さんの首を動かしていたら，上位頸椎損傷で呼吸停止し，私はもしかすると殺人者になっていたかもしれないのです。経過は縫合後救急車を呼び頸椎を固定し搬送し，翌日固定術を行ってもらい，現在は回復しています。運動障害はいまだに大きな問題です。

■錐体外路症状はいまだに大きな問題である（2）

運動系の副作用は転倒のリスクを高めます。固い床の上で転倒し，手が出なかったらどうなるでしょうか。罹病歴40年の統合失調症の女性の例です。パーキンソニズムがあります。売店の入り口で転倒し，意識障害で発見されました。レベルはJCSで300です。頭部CTでは外傷性のくも膜下出血と急性硬膜下血腫が見られました。意識は徐々に回復しましたが，その後正常圧水頭症も併発しました。運動系障害は厄介な合併症の連鎖を生むのです。

■錐体外路症状はいまだに大きな問題である（3）

もう1例示します。これは診断が難しいですし，急を要する意味では救命処置が時間との闘いです。罹病歴50年の統合失調症の男性患者さんです。既往にてんかん発作があり，遅発性ジスキネジアがあります。ストレッチャーで搬送されているところに出くわしました。看護師さんにどうしたのと尋ねると，てんかん発作らしくて倒れていたところを他の患者さんが見つけたとのことでした。ストレッチャーを覗き込むと意識がないだけでなく，呼吸をしていません。脈も触れません。詰所まで運び心肺蘇生を開始しました。挿管し人工呼吸と心マッサージを続けました。そのうちモニターが到着したので装着し，心拍が再開したことが確認できました。自発呼吸も出てきて，血圧が逆に200mmHgに上昇しました。

いったい何が患者さんの意識を失わせたのでしょうか。口腔内に異物はありませんでした。挿管もスムーズに行えました。意識はまだありませんし，血圧が上昇したので脳血管疾患かとも思いましたが，再度喉頭展開を行うと咽頭

先に何か見えました。マギール鉗子で摘出したものはパンでした。塊の直径は約10cmもありました。1つの塊を取り出すと、同様なパンの破片が全部で3個出てきました。30分後には意識も正常になりました。窒息です。運動障害は時に命を奪う重大な病態であることを認識しなければなりません。窒息は重大な事故ですので、その予防に関して少し詳しく見ておきましょう。

■窒息

　精神科病院では窒息事故が多いにもかかわらず、対処や予防方法に関しての情報が少ないのです。入院中の患者で窒息により心肺停止を起こし救命処置を行った8症例をレトロスペクティブに、性、年齢、精神疾患の罹病期間、向精神薬の使用状況、咽頭反射の有無、食行動異常の有無、誤嚥性肺炎の既往を調べてみました[1]。男性6名、女性2名で、疾患はすべて統合失調症で抗精神病薬を服用していました。年齢は56歳から79歳（平均±SDは69.0±7.5歳）、罹病期間は28年から54年（39.9±7.9年）で、慢性期の比較的高齢の患者が多かったです。心肺停止時の状況から窒息と直ちに診断された症例は8例中6例で、残り2例は当初は原因不明の心肺停止で窒息と診断できませんでした。口腔内に何もない窒息もあるということです。心肺停止に至った窒息の原因物質は、パン類でした。心肺停止を起こしているので全例で気管内挿管を行い蘇生に成功し、機能予後は窒息前と変わりませんでした。気管内挿管による救命処置が非常に有効であることが分かります。

　すべての症例で抗精神病薬が複数投与されており、平均投与剤数は2.5剤（2.5±0.7剤）、chlorpromazine換算量は600mg/dayから1,800mg/day（1,113±341mg/day）で多剤併用でした。窒息事故が起こるまでの5年間に抗精神病薬の1ヵ月以上の中断が何回あったか調べたところ、8例中7例で1回以上の中断が認められ、4回の中断を認めた症例もありました。平均で5年間に2.3回（2.3±1.2回）の中断を経験していたのです。8例中6例でベンゾジアゼピン系睡眠薬が処方されており、diazepam換算で10.6±9.2mg/dayでした。抗パーキンソン病薬は8例中6例で使用されており、biperiden換算で2.6±1.7mg/dayでした。8例中7例で軽度から中等度の不随意運動が見られ、

5例は抗精神病薬による遅発性ジスキネジアと診断されていました．食行動では8例中6例で，早食いや隠れ食いなどの食行動異常が日頃から認められていました．回復後に舌圧子で舌根を押して咽頭反射を調べたところ，全例で咽頭反射は消失していました．ところが誤嚥性肺炎の既往は8例中2例しか認められませんでした．

　食事中の意識消失であれば窒息を疑うことができますが，隠れ食いによる窒息では診断がつかないこともあります．口腔内に食物（異物）があれば窒息をすぐに疑いますが，症例提示したように口腔内に食物を認めず食塊が咽頭を閉塞し呼吸停止を起こしたケースもあります．精神科病院での心肺停止の原因の一つに窒息事故は常に考えておかなければならない事故です．

　今回の調査での窒息を起こした症例の特徴は，男性，罹病歴が長い，抗精神病薬が併用されている，抗精神病薬の中断の既往がある，咽頭反射が消失している，早食いなどの食行動異常を認める，錐体外路症状（extrapyramidal symptoms）や遅発性ジスキネジア（tardive dyskinesia）などの運動障害があることです．しかし誤嚥性肺炎の既往は窒息事故を予見しませんでした．抗精神病薬による嚥下障害は，誤嚥性肺炎や窒息のリスクを高めます．窒息も誤嚥性肺炎も嚥下障害が共通の機序として存在しますが，窒息と誤嚥性肺炎は異なる病態と考えるべきです．誤嚥性肺炎は少量の食物と口腔内常在菌が気管に流入するmicroaspirationで起こります．誤嚥性肺炎は不顕性誤嚥が多く，抗精神病薬によるサブスタンスPの低下を介する咳嗽反射の低下が主な機序であり，必ずしも錐体外路症状を伴いません[2]．窒息は食物が気管に流入するために意識消失を起こすのではなく，食塊が咽頭を閉塞し呼吸停止に至るのです．したがって窒息の機序として遅発性ジスキネジアやパーキンソニズムなどの運動障害が大きなリスクであり，それに食行動異常を伴うと発生しやすいと考えられます[1]．

　抗精神病薬による運動障害は，抗精神病薬の多剤併用大量投与でD2遮断の至適用量を超えることによって，そのリスクが高まることは何度も述べました．定型抗精神病薬を用いたネコでの動物実験では，D2遮断を4週間行うと，約80％でD2受容体のup regulationが起こり，遅発性ジスキネジアのリスクが認められたのです[3]．抗精神病薬の持続的投与はD2受容体のup regulationを介

し遅発性ジスキネジアのリスクとなります。しかし抗精神病薬を服用しない時期があることで錐体外路症状が予防できるかというと必ずしもそうではありません。今回の調査では，8例中7例が抗精神病薬の中断を経験していました。逆に抗精神病薬の中断が錐体外路症状のリスクである可能性があるのです。抗精神病薬の間歇投与は遅発性ジスキネジアのリスクであるとvan Hartenらは指摘しています[4]。ネズミを用いた動物実験では定型抗精神病薬の間歇投与で遅発性ジスキネジアが起こることが確認されています[5]。やはり動物実験ですが，抗精神病薬の血中濃度の変動によりD_2遮断の変動幅が大きくなると錐体外路症状が出現しやすく，より強いカタレプシーが出現します[6]。抗精神病薬によりD_2遮断率の変動幅を大きくすることが遅発性ジスキネジアを惹起する可能性があります。窒息予防に対しては，運動障害を起こさないために，①抗精神病薬の量を適正化することと，②D_2遮断率を急激に変動させないことが有効であると考えられます。

文　献

1) Nagamine T：Choking risk among psychiatric inpatients. Neuropsychiatr Dis Treat 7：381-382, 2011
2) Nagamine T：Serum substanceP levels in patients with chronic schizophrenia treated with typical or atypical antipsychotics. Neuropsychiatr Dis Treat 4：289-294, 2008
3) Ginovart N, Wilson AA, Hussey D, et al.：D2-receptor upregulation is dependent upon temporal course of D2-occupancy：A longitudinal [^{11}C]-Raclopride PET study in cats. Neuropsychopharmacology 34：662-671, 2009
4) van Harten PN, Hoek HW, Matroos GE, et al.：Intermittent neuroleptic treatment and risk for tardive dyskinesia：Curaçao Extrapyramidal Syndromes Study Ⅲ. Am J Psychiatry 155：565-567, 1998
5) Glenthøj B：Persistent vacuous chewing in rats following neuroleptic treatment：relationship to dopaminergic and cholinergic function. Psychopharmacology 113：157-166, 1993
6) Marchese G, Casu G, Casti P, et al.：Evaluation of amphetamine-induced hyperlocomotion and catalepsy following long-acting risperidone administration in rats. Eur J Pharmacol 620：36-41, 2009

■効果曲線の左方移動

　変動幅（fluctuation）が多いと副作用閾値を超えてしまうために急性の錐体外路症状が出現しやすいだけでなく，変動幅自体が遅発性の錐体外路症状を起こす危険性が推測できるのです。D_2遮断率の変動幅はドパミン遮断の「質」の問題です。

　D_2遮断が必要である患者さんに抗精神病薬は投与されているのですが，D_2遮断を必要最低限で行うことが大切です。D_2遮断率の変動幅を大きくすると副作用が出やすいので，変動幅を少なく，至適最小用量で治療することが望まれます。ドパミンを一定の幅にコントロールすると，効果曲線がより少ない量で同じ効果が得られる可能性があります。図26 に示すように長期的に変動幅が少ない治療を行うと，生涯での抗精神病薬の量を減ずることが可能かもしれません[1]。

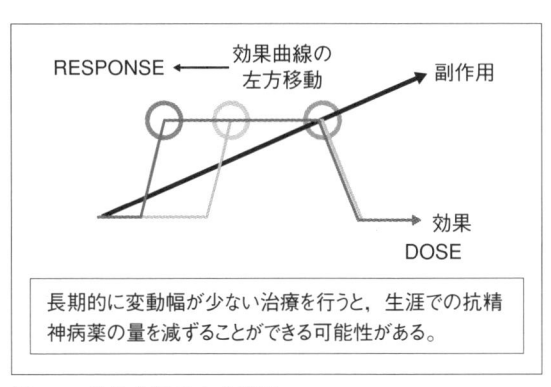

図26　効果曲線の左方移動
（長嶺敬彦：抗精神病薬をシンプルに使いこなすためのEXERCISE．新興医学出版社，東京，2011より引用）

文　献

1) 長嶺敬彦：抗精神病薬をシンプルに使いこなすためのEXERCISE．新興医学出版社，東京，pp56-57, 2011

■変動幅を小さくするには

　D_2遮断率の変動幅を小さくするには血中濃度の変動幅を小さくすることが有効です。まずは抗精神病薬の特性として最高血中濃度（C_{max}）と最低血中濃度（C_{min}）の比を見てみましょう。C_{max}/C_{min}の比が小さい抗精神病薬が変動幅を小さくするには有利です。定常状態になったと仮定しての計算上のデータがあります。計算に one compartment model を用いているので，臨床とは少し違うかもしれませんが傾向を見ることはできますので，**図 27** に示します[1]。C_{max}/C_{min} からは大きく2群に分かれます。Blonanserin が 1.13 で非定型抗精神病薬のなかではもっとも小さい値です。Risperidone は 17.2 と血中濃度は変動しますが，risperidone の活性代謝産物である paliperidone を徐放化した paliperidone ER は 1.21 と変動幅が小さいです。ですから，血中濃度を安定化させる方法としては徐放化という方法があります。

　抗精神病薬の剤型で，long acting injection（LAI）すなわちデポ剤や徐放剤が最近開発されているのは，臨床効果が上がる可能性があるからです。臨床効果が上がる根拠として**図 28** に示しましたように大きく2つの理由があります。一つは partial adherence が改善すること，すなわち飲み忘れが少なくなることです。もう一つは薬理学的に脳内濃度が安定することです。後者の利点を少し詳しく見てみましょう。脳内濃度が安定するということは，①ピーク値が低いので副作用閾値を超えにくいことを意味します。また②トラフ値が高いので安定した効果と再発予防効果が期待できます。そして3番目ですが運動障害のリ

C_{max}/C_{min}が小さい薬		C_{max}/C_{min}が大きい薬	
Blonanserin	1.13	Quetiapine	10.8
Aripiprazole	1.14	Perospirone	11.1
Paliperidone ER	1.21	Risperidone	17.2
Olanzapine	1.61		

定常状態での血漿濃度を one compartment model を用いて推測

図 27　薬物動態学的パラメーター

```
Ⅰ  Partial Adherenceが改善
Ⅱ  脳内薬物濃度の安定
    ①ピーク値が低い：副作用発現が少ない
    ②トラフ値が高い：安定した効果発現と再発予防効果
    ③変動幅（fluctuation）が少ない：EPSが少ない
```

図28 Long acting injection（LAI）や経口徐放製剤の利点

```
●血中半減期：長い薬のほうが短い薬より，定常状態での血中濃度の変動幅は
  少なくなりやすい。
●Binding：loose bindingである薬とtight（sustained）な薬では，tightであるほ
  うが受容体占拠率の変化は少ない。Looseである薬は血中濃度を一定に保って
  も解離が早いためにD₂受容体占拠率を一定に保ちにくい。

半減期が比較的長く，なおかつtightな薬を徐放化すれば，脳内の
fluctuationを少なくすることができる。

これだけでは完璧ではなく，代謝の問題（CYP），それから脳内への移行性と排出で
のp糖蛋白への作用なども考えなければならない。CYPの問題はRLAIでいえば
2D6であるから，2D6を阻害する薬を併用するときは注意すべきである。
```

図29 副作用閾値を超えない安定した脳内占拠率を得るには

スクで述べてきたように，③変動幅（fluctuation）が少なくなること自体で錐体外路症状や遅発性ジスキネジアが予防できる可能性があるのです。

しかしどのような薬でも徐放化すれば変動幅が少なくなるかといえばそうではありません。図29に示すように徐放化して血行動態が安定するには，血中半減期が比較的長く，bindingがtight（sustained）であることが必要条件になります。Loose bindingであればすぐにD₂受容体から乖離します。血中半減期が短ければ脳内濃度もすぐに低下します。血中半減期が比較的長く，bindingがtight（sustained）な特性であるほうが徐放化により，変動幅を少なくしやすいです。D₂に対してKi値が小さく，半減期が長いrisperidoneをマイクロスフェアを用いて持効性注射剤にしたRLAI，あるいはpaliperidoneを薄い濃

- Paliperidone ER
  変動指数：RIS 125% vs PAL 38%[1)]
- RLAI
  変動指数：RIS 145% vs RLAI 53%[2)]
- Paliperidone palmitate
  変動指数：RLAI ＝ PAL － P
- Olanzapine pamoate
  変動指数ではなく，4週後の残存率では25％と低下[3)]
  Post-injection delirium/sedation syndrome (PDSS) が起こることがある。
- Quetiapine XR
  変動指数：QTP171.8% vs QTPXR 155.7%[4)]

※変動指数＝（ピーク値－トラフ値）/平均値×100
1) Berwaerts J：J Psychophamacol 24, 2010
2) Mannaert E：Encephale 31, 2005
3) Kurtz D：Biol Psychiatry 63, 2008
4) Figueroa C：Biol Psychiatry, 2009

図30　徐放製剤は血行動態からは2群に分かれる

度，濃い濃度，プッシュ層の3層からなるOROS製剤にしたpaliperidone ER錠が現在わが国で使用可能です。どちらも安定した血中濃度を示します。

諸外国で発売されている薬も含めて徐放製剤は図30に示すように，血行動態から2群に分けられます。変動指数で見てみると，変動指数が小さくなり変動幅が少ない治療が行いやすいものとして，paliperidone ER，RLAI，そして日本にはまだありませんがpaliperidone palmitateがあります。いずれも変動指数の大幅な改善があります。それに対してolanzapine pamoate（現時点では本邦未承認）は4週後にはピーク値の25％まで減弱しますし，投与初期にpost-injection delirium/sedation syndrome（PDSS）という過鎮静に注意しなければなりません。Quetiapineの徐放製剤であるquetiapine XR（本邦未承認）は2回投与が1回投与ですむ利点はありますが，変動指数はほとんど変わりません。なぜならquetiapineはD$_2$受容体に緩く結合し，速く乖離する特性があるからです。

文　献

1) 古郡華子，新岡丈典，古郡規雄：Paliperidoneの薬物動態学的特徴．臨床精神薬理 13：2039-2044, 2010

■精神医療以外で変動幅が重要である現象（1）：高血圧

　変動幅が少ないことで利点があるのは，何もドパミン遮断だけではありません。高血圧もそうです。高血圧も血圧値で示される「量」がリスクであるのは間違いありません。しかし同じ血圧値でもリスクが異なります。変動という「質」の問題が，24時間血圧測定で解明されました。変動がリスクです。朝方の血圧上昇がリスクです。早朝高血圧です。

　血圧は一日のうちで上がったり下がったりを繰り返しています。通常，血圧は活動時が高く，夜寝ている間は低くなっています。特に早朝の上がり方が著しく，朝と夜の上の血圧を足して割った平均値が135以上，差が20以上あれば，早朝高血圧であると考えられます。降圧薬を服用して昼間の血圧が正常な人で，早朝高血圧の人は2人に1人であるといわれています。

　朝の血圧上昇は，2つのことが重なって起こります。一つは体内時計に従って目覚めるころ，脳下垂体が副腎皮質ホルモン（コルチゾール）を分泌させるよう指令を出すことです。これによりコルチゾールが分泌されると，血管が収縮して血圧が上がり，体が動きやすくなります。もう一つは，目が覚めて交感神経が動きはじめノルアドレナリンが分泌されることによって，血圧上昇だけでなく，血管の収縮により血液が流れにくくなったり，血液が固まりやすくなることです。この脳下垂体と交感神経の働きにより，早朝高血圧が起こります。

　なぜ早朝高血圧が危険であるかというと，朝の急激な血圧上昇は，脳卒中や心筋梗塞など命にかかわる病気（特に朝の6時〜10時ぐらいが多い）と深く関係しているからです。早朝高血圧の人は，脳・心血管疾患の危険性が3〜6倍高いといわれています。最高血圧，最低血圧ともに，高くなるほど早朝の危険性に関連があります[1]。

　早朝の血圧値と夜間の血圧値の差が大きい状態をモーニング・サージといいます。モーニング・サージのある患者は，脳卒中発症の危険性が約3倍高いといわれています。

　早朝高血圧にはディッパー型とノンディッパー型の2種類があります。ディッパー型は，朝目が覚めると同時に血圧が急上昇するタイプで，ノンディッパー型は，夜血圧が下がらないままなだらかに上昇するタイプです。早朝高血圧

は，加齢とともにノンディッパー型が増加し，脳血管疾患や虚血性心疾患になる確率が増加し，糖尿病，心不全，睡眠時無呼吸症候群の多くがこのタイプです。

文献

1) Kario K, White WB : Early morning hypertension : what does it contribute to overall cardiovascular risk assessment? J Am Soc Hypertens 2（6）: 397-402, 2008

■精神医療以外で変動幅が重要である現象（2）：糖尿病

　糖尿病の診断だけでなく，治療経過を評価するのに一番信頼されている指標はHbA1cです。ではHbA1cは万能でしょうか。HbA1cより血糖の変動幅が重要なことがあるのです。高リスクの2型糖尿病患者を対象として，「HbA1cを正常域まで下げれば心血管イベントが有意に抑制される」という仮説を検証するために臨床研究が行われました。Action to Control Cardiovascular Risk in Diabetes（ACCORD）試験です[1]。厳格血糖コントロール群はHbA1c＜6.0％を目標とし，標準血糖コントロール群はHbA1c 7.0〜7.9％を目標としました。結果は予想に反して，厳格血糖コントロール群が標準血糖コントロール群に比べ死亡リスクが有意に高かったのです。

　厳格に血糖をコントロールしたのに心血管イベントは抑制できないばかりか，逆に死亡率が上昇しました。厳格血糖コントロール群を解析すると，治療を必要とした低血糖と10kg以上の体重増加の割合が有意に多かったです。HbA1cという血糖の「量」を正常化しても心血管イベントは抑制できなかったのです。この結果は衝撃的で，血糖コントロールの「質」が重要であることを新たに提示しました。

　図31の模式図を見てください。血糖の推移ですが，AもBも平均血糖は同じですからHbA1cは同じ値になります。Bが糖尿病の患者さんで無理やりHbA1cを正常化させたときのものと思ってください。Bの方は食後に血糖が高く，心血管イベントのリスクが高いのです。食後高血糖とほぼ同義語ですが，

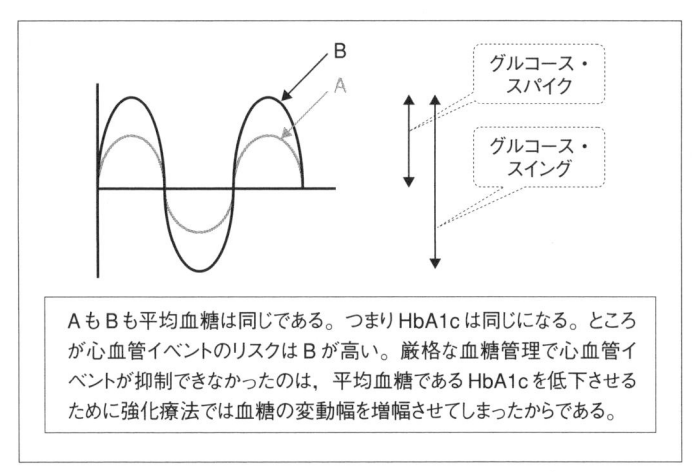

図31 グルコース・スパイクとグルコース・スイング

AもBも平均血糖は同じである。つまりHbA1cは同じになる。ところが心血管イベントのリスクはBが高い。厳格な血糖管理で心血管イベントが抑制できなかったのは，平均血糖であるHbA1cを低下させるために強化療法では血糖の変動幅を増幅させてしまったからである。

血糖の上昇幅を「グルコース・スパイク」といいます。また血糖の最低値まで含めた変動幅を「グルコース・スイング」といいます[2]。同じHbA1cでも「グルコース・スパイク」あるいは「グルコース・スイング」が大きいことが心血管合併症のリスクです。厳格な血糖管理で心血管イベントが抑制できなかったのは，平均血糖であるHbA1cを低下させるために強化療法では血糖の変動幅を増幅させてしまったからです。ACCORD試験の結果を統合失調症治療に当てはめると，「抗精神病薬によるD_2遮断の量が適正であったとしても，最大の治療効果が得られないことがある。D_2遮断の質，すなわちD_2遮断の変動幅を少なくする治療が重要である」といえます。

文　献

1) Action to Control Cardiovascular Risk in Diabetes Study Group：Effects of intensive glucose lowering in type 2 diabetes. N Engl J Med 358：2545-2559, 2008
2) 長嶺敬彦：薬剤に起因する耐糖能異常. 精神科治療学 25（増刊号）：300-303, 2010

■精神医療以外で変動幅が重要である現象（3）：パーキンソン病

　それでは，ドパミンが関連する病気で変動幅が小さいことが重要である現象を見てみましょう。進行期のパーキンソン病の治療です。パーキンソン病はドパミン神経が変性する疾患です。ドパミンを補充する治療が有効です。しかしドパミンの補充は，徐々に効かなくなるし，運動系の副作用が出ます。

　L-ドーパの補充で問題となる運動系の副作用である hyperkinetic dyskinesia はパルス状の脳内ドパミン濃度の変化で起こります。またパルス状で脳内濃度が変化すると効果も減弱する wearing off が起こります。図 32 に示すように通常の補充療法では副作用が出たり効果が減弱したりします。進行期のパーキンソン病ではドパミンの補充が効果的ですが，パルス状のドパミンの補充は効果の面でも副作用の面でも弊害があるのです。そこで同じ化学物質である L-ドーパの薬物投与方法（drug delivery system）を変えることで効果を得ることができるのです。L-ドーパの「量」ではなく血中の変動幅という「質」を考えた投与方法です。

　私には少し野蛮に思えますが，胃瘻を作成し器械で十二指腸にゲル状の L-

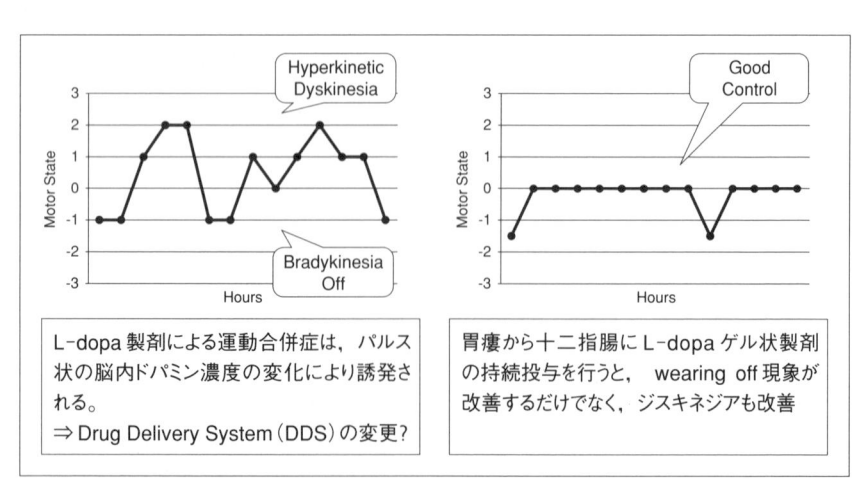

L-dopa 製剤による運動合併症は，パルス状の脳内ドパミン濃度の変化により誘発される。 ⇒ Drug Delivery System（DDS）の変更？	胃瘻から十二指腸に L-dopa ゲル状製剤の持続投与を行うと，wearing off 現象が改善するだけでなく，ジスキネジアも改善

図 32　進行期 PD における continuous dopaminergic stimulation

ドーパを持続的に注入すると，図32の右のように運動系の副作用が消失するだけでなく，効果も減弱しにくいのです。持続的なドパミンの補充でcontinuous dopaminergic stimulation（CDS）という方法です[1,2]。Drug delivery systemを考慮すれば同じ化学物質でもコントロールがより効果的になります。ただし注入するために胃瘻を作成しなければならないという問題は残ります。このように薬の濃度の変動幅という「質」を意識することで，副作用を軽減した新たな治療ができる可能性があります。

文　献

1) Stocchi F, Vacca L, Ruggieri S, et al. : Intermittent vs continuous levodopa administration in patients with advanced Parkinson disease : a clinical and pharmacokinetic study. Arch Neurol 62 : 905-910, 2005
2) Antonini A : New strategies in motor parkinsonism. Parkinsonism Relat Disord 13 (Suppl) : S446-449, 2007

■高脂血症の「量」と「質」

　非定型抗精神病薬の時代になり代謝障害は大きな問題です。心筋梗塞や脳梗塞などの心血管イベントを予防するには，血圧，血糖，脂質をコントロールすることが大切です。これらの3つの因子ともコントロールには量と質の2つがあるのです。血圧は血圧値という量とモーニング・サージという早朝高血圧が重要でしたね。血糖は血糖の量の平均値であるHbA1cとグルコース・スイングという血糖の変動幅が血糖の「質」として重要であることが分かりました。残る一つの脂質も量だけでなく質をコントロールすることが大切です。

　高脂血症が心血管イベントを誘発するのは，悪玉であるLDL-Cの増加が原因です。LDL-Cが重大な心血管イベントのリスクファクターであることは証明されています[1]。コレステロールの量の問題です。しかしLDL-Cが高くなくても心血管イベントが起こります。メタボリックシンドロームです。メタボリックシンドロームで起こっているのは脂質の「質」の変化で，LDL粒子の

小型化です。中性脂肪（TG）が増加すればLDL-Cの粒子の小型化が起こり，small dense LDL（sdLDL）が増加します。sdLDLは平均粒子径が25.5nm以下，比重が1.044～1.063g/mLです。sdLDLは①LDL-C受容体への結合が低下し血中に停滞しやすく，②抗酸化物質の含有量が乏しいため酸化されやすく，③小型なので血管内皮への侵入が容易であるため動脈硬化を起こしやすい特徴があります[2,3]。

文献

1) National Cholesterol Education Program：Report of the National Cholesterol Education Program Expert Panel on Detection, Evaluation, and Treatment of High Blood Cholesterol in Adults：The Expert Panel. Arch Intern Med 148：36-69, 1988
2) Austin MA, Breslow JL, Hennekens CH, et al.：Low-density lipoprotein subclass patterns and risk of myocardial infarction. JAMA 260：1971-1921, 1988
3) Reaven GM, Chen YD, Jeppesen J, et al.：Insulin resistance and hyperinsulinemia in individuals with small, dense low density lipoprotein particles. J Clin Invest 92：141-146, 1993

■脂質の二次元平面図（Two-Dimensional Map with nonHDL-C）

臨床の現場でコレステロールの「量」と「質」の問題を示すにはどうすればいいのでしょうか。LDL-Cは直接法での測定が現時点では精度に問題があり，Friedewald式が推奨されています。Friedewald式でLDL-Cを求めるには空腹時のTGが必要であり，絶食での採血が必須となる欠点があります。脂質代謝障害の早期発見にはTGやremnantが鋭敏なマーカーですが，TGやremnantは食事の影響を受けやすい欠点があります。それに対して総コレステロール（TC）やHDL-Cは食事の影響を受けにくいです。TCからHDL-Cを引いた値はnonHDL-Cと呼ばれ，LDL-CやTGとよく相関します。そこでnonHDL-Cを用いて脂質代謝障害の量と質を一度に表現するマップを考案しました（図33）。

脂質代謝障害の量の問題として，X軸にLDL-Cの量と相関するnonHDL-C

```
              質の異常    もっとも危
                        険な領域
nonHDL-C = TC−HDL-C  ─┼─────
   LDL-CやTGと相関    4
                        
              正常領域    量の異常
                              
                         170
                        nonHDL-C
```

臨床の現場でコレステロールの量と質の問題を示すには？
● LDL-C 直接法は測定精度に問題がある（Friedewald 式）が推奨。
● Friedewald 式で LDL-C を求めるには空腹時の TG が必要。
● 総コレステロール（TC）や HDL-C は食事の影響を受けにくい。

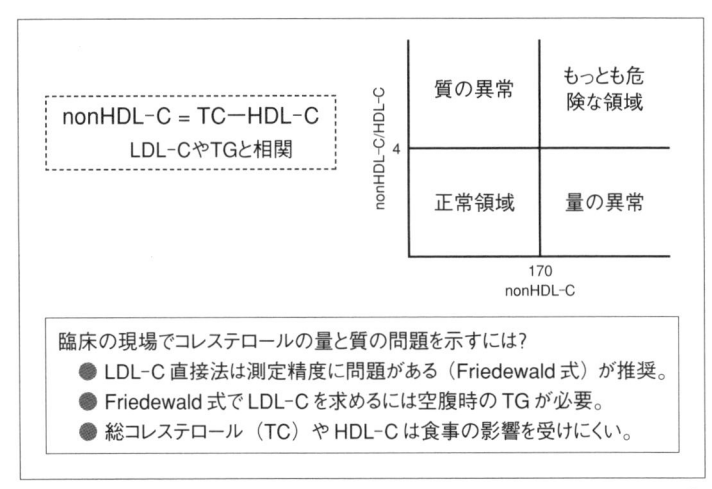

図33 脂質異常の量と質（Two-Dimensional Map with nonHDL-C）

をとります。なお nonHDL-C は LDL-C に 30 を足した値に近似されるので，X 軸のカットオフポイントを 170mg/dL としました。LDL-C の粒子サイズは nonHDL-C/HDL-C 比と反比例します。Y 軸に nonHDL-C/HDL-C 比をとります。TG/HDL-C ＞ 4 で LDL-C のサイズが 25.5nm 以下になりやすいので，Y 軸のカットオフポイントを，とりあえずですが，4 としました。

　ただしこの図を万能的なものと誤解しないでください。2つの点で問題があるからです。一つは正常域に原点（0のところ）が含まれますよね。コレステロールがない状態が正常というのはおかしいです。コレステロールの量が多いことと，質的にはコレステロールの粒子が小型化することが，それぞれ独立して心血管イベントのリスクがあることを図示することがこの図の目的です。つまりこの図の上に行くほどリスクが高くなることを示しています。もう1点は X 軸にも Y 軸にも nonHDL-C が使用されています。通常は X 軸と Y 軸は独立した因子を使用します。そういう意味では両軸にどちらも nonHDL-C が使用されることは不自然です。しかしこれも nonHDL-C という簡便な指標が，コレステロールの量的ならびに質的異常に関連することを示しているからです。

　これらの欠点があるとしても，食事に影響を受けず，簡単な検査で，コレステロールの量的ならびに質的異常を二次元平面で客観的に示せる利点がこの図

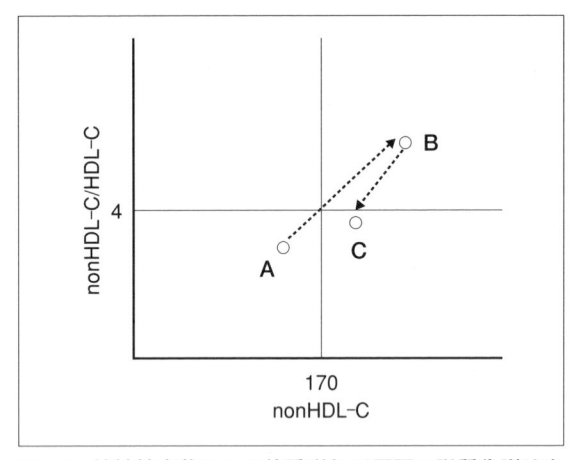

図34 抗精神病薬による体重増加が原因の脂質代謝障害

にはあります。実際の症例を見てみましょう。

■抗精神病薬による体重増加での脂質代謝障害

　実際の症例でこのマップを検証してみましょう。図34に症例の経過を示します。統合失調症で olanzapine 20mg/day で治療が開始された30歳代の男性患者のデータです。治療開始時点が図のAの位置で，このときの体重が62kg（BMI 21.5）で,脂質代謝障害を認めません。3ヵ月後に体重が75kg（BMI 26.0）となった時点がBで，体重増加とともに脂質代謝障害が「質」,「量」ともに悪化していることが分かります。この時点で olanzapine から代謝障害のリスクが少ない非定型抗精神病薬である blonanserin にスイッチングし，その1年後に体重が68Kg（BMI 23.5）となった時点がCです。体重が減少するにつれて，脂質代謝障害が改善していることが二次元平面上で確認できます。

■非肥満での脂質代謝障害

　この症例は olanzapine での体重増加を伴わない脂質代謝障害の例です。Olanzapine 5mg での治療が図35のDで代謝障害を認めません。Olanzapine が

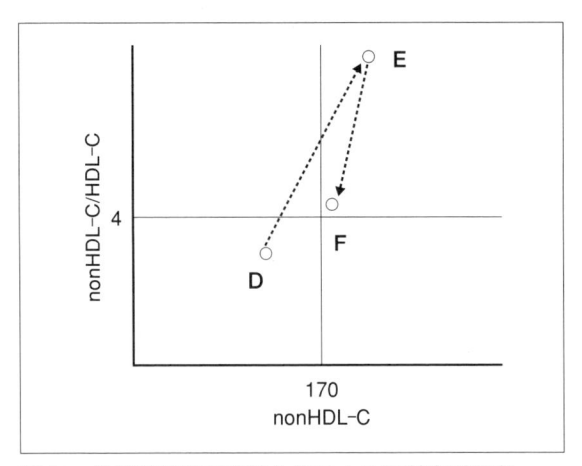

図35 抗精神病薬の直接作用による脂質代謝障害

10mg/dayになり，体重増加は認めませんが身体的な不調が出現しまして，そのときが図のEで「質」的な脂質代謝障害を認めます．ここでrisperidoneに変更になり身体的な不調が改善しているのですが，図のFで質的な代謝障害が改善していることが分かります．

このようにこのマップは臨床での脂質代謝障害をnonHDL-Cだけで「量」と「質」を二次元平面上に経時的に表示できる利点があります．是非，このマップを臨床で活用していただければと思います．

■代謝のABC

抗精神病薬での代謝障害を考えるとき，ABCをチェックすることが大切です．AはHbA1cで，糖尿病のチェックです．Bはblood pressureで，血圧です．Cはコレステロール（cholesterol）です．そしてそれぞれ「量」だけでなく「質」にも目を向ける必要があります．

ABCの「質」の問題を表現すれば，Aは血糖の変動幅であるグルコース・スパイクが重要です．Bは早朝高血圧で，血圧の変動が問題です．Cは脂質の「質」で，LDL-Cの小型化，すなわちsdLDL-Cが問題です．量だけでなく，「質」を意識した治療が大切です．

■変動幅（fluctuation），スパイク（spike），サージ（surge）が危険である理由

　食後血糖の上昇（glucose spike）や早朝高血圧（morning surge）を模して，ドパミン・スパイクやドパミン・サージといわれる現象が精神科臨床で存在するかといえば，「興奮毒性」がそれにあたると思います。精神運動興奮を放置するとさらに脳にダメージが加わるのです。だから精神運動興奮は速やかに抗精神病薬で治療する必要があります。

　さて，D_2遮断の大きな変動，血糖の上昇，血圧の急上昇，つまりfluctuation，spike，surgeは波が大きすぎることが問題です。たとえて言うならジェットコースターに乗っているような状態です。ジェットコースター現象がなぜ問題であるのかは，生命が本来有する生理的なゆらぎを覆い隠すからです。

　生体の特徴は何でしょうか。ルドルフ・シェーンハイマー（Rudolf Schoenheimer，ドイツ/アメリカ合衆国）という科学者をご存知でしょうか。重水素をトレーサーとして使い，ネズミの脂肪貯蔵システムを研究した人です。重窒素でトレースされたロイシンを用いてアミノ酸の代謝を研究したことでも有名です。彼は食べ物はエネルギー源として代謝されるだけではなく，食べ物の元素が高速で体を構成している元素と入れ替わることをはじめて見つけたのです。「身体構成成分の動的な状態」を世界ではじめて確認したのです。つまり我々は常に変わりつづけることで，変らない生命を維持しているのです。分子生物学者である福岡伸一先生は，動的平衡という概念をこれから導き出しています[1]。生命とは，自然界の元素の流れからすれば元素の「よどみ」あるいは「吹き溜まり」に過ぎないのかもしれないと説いています。これは方丈記の「行く川の流れは絶えずして…」という日本的な風物の捉え方に共通します。

　生命は目に見えない元素レベルで絶えず交換をしており変化しつづけていますが，それを元素レベルではなく全体で眺めるとまったく変化がないように見えるのが動的平衡です。外観が変化ないように見えても，小さな波うつ流動性が隠されているのです。波うつ流動性は見えないけれども，その小さなざわめきが重要です。Fluctuation，spike，surgeはあまりにも大きな波で，生命本来の小さなゆらぎを消し去る危険性があると思うのです。

文　献

1) 福岡伸一：動的平衡―生命はなぜそこに宿るのか．木楽舎，東京，2009

■「量」と「質」をコントロールする

　多剤併用大量療法は問題であり，至適最小用量での単剤化が効果を示すことは一般化しました。D_2遮断の「量」の問題には一定の解答が得られています。次に目指すのはD_2遮断の「質」です。

　精神科臨床では少なくとも「技法」と「態度」の要素があります。技法はたとえば精神科薬物療法などがありますが，科学的に対処すべきです。しかし態度の領域はマニュアル化できない個別性を重視し，ヒューマニスティックであるべきです。技法と態度でのよりどころとなるパラダイムを混同しないようにしなければなりません。精神科薬物療法はあくまでも科学的に行うべきです。それは「量」を至適最小用量に，そして「質」は変動幅がなるべく小さいD_2遮断を心がけることです。

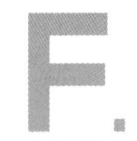

F. 臨床精神薬理学の限界

■臨床精神薬理学の問題点

　臨床精神薬理学は，主に受容体での薬の作用をもとに精神機能を検討する学問です。受容体での神経伝達は神経伝達物質が受容体に作用することで行われます。大多数の精神薬理学の教科書では神経伝達物質と受容体の関係は，鍵と鍵穴のように表記されています。しかし受容体での伝達様式は，究極的には電子の伝達です。電子伝達というのは磁石のプラスとマイナスが引き合うような関係です[1]。精神薬理学の醍醐味は部分の現象を精密に解き明かすことです。受容体での電子のやり取りは目に見えません。我々の五感で感知することができないので，さまざまな比喩（イメージ）で表現されます。比喩は理解を助けますが，時として誤解を生むもとでもあります。ですから受容体での現象を鍵と鍵穴でイメージするのは現象の理解を助ける反面，現象の一部をそぎ落としていることも了解しておかなければなりません。鍵と鍵穴で伝達が行われるのは，究極的には電子相互作用である点を追加して理解しておかなければ誤解が生まれます。

　もう一つ精神薬理学から臨床への視点で誤解をしやすいことがあります。精神薬理学では主に実験からデータを得ます。実験は細胞や動物を用いて条件を制御した実験系で行われます。そこで得られたデータは部分のデータです。受容体から精神機能を推測するわけですから，精神薬理学は部分から全体を推測する手法です。部分で全体を推測するには，それが適応できる一定の条件や範囲があります。部分で表現できない全体があるように，精神機能のすべてが精神薬理学から導き出されるわけではありません。全体の機能を考えるとき精神薬理学が応用できない事象が出現することもあるのです。

　受容体理論の安易な比喩による誤解，部分の総和で表現できない全体がある

こと，この2つについて考えてみましょう。まずは受容体理論を誤解せずイメージするために必要なことを述べてみます。

文　献

1）長嶺敬彦：統合失調症は conformation disorder ではないか～ドパミン受容体の三次元構造変異の可能性～．臨床精神薬理 13：521-523, 2010

■受容体での椅子取りゲームを考える

　受容体は神経伝達物質がくっつき，そして刺激を伝えます。抗精神病薬はその受容体にくっつき，本来の神経伝達物質がくっつけないことで薬理作用を示します。ドパミンが過剰にあり，ドパミン受容体に頻回にくっつき刺激を伝えすぎるとします。抗精神病薬はドパミンを押しのけ受容体にくっつきます。ドパミンがくっつけないので，ドパミンによる過剰伝達が改善します。ということはまず抗精神病薬が受容体にくっつくことが大切です。抗精神病薬の薬理作用は，受容体へのくっつきやすさ，すなわち親和性で表現されます。これは Ki 値で示されます。しかし受容体への作用は抗精神病薬の受容体親和性だけでは説明できません。この現象を少し説明してみます。

　抗精神病薬とドパミンが受容体という椅子を奪い合う椅子取りゲームを考えるとよいでしょう。ドパミン受容体という一つの椅子を抗精神病薬とドパミンが競争して奪い合うのです。ドパミンがドパミン受容体に座れば刺激を伝えるし，抗精神病薬がドパミン受容体に座れば刺激を伝えないということです。大多数の精神薬理の教科書には椅子取りゲームが1回であるような記述です。Ki 値で受容体での作用が決まる書き方がしてあります。1回の椅子取りゲームで，「ドパミン受容体」椅子にどちらが座ったかで勝負が決まるような記述です。しかし生体ではこの椅子取りゲームが延々と繰り返されているはずです。

　では次の椅子取りゲームは1回目と同じでしょうか。椅子にドパミンか抗精神病薬が座っているので，ゲーム自体の初期条件が異なります。そもそも椅子が空かないと椅子取りゲームになりません。2回目の椅子取りゲームが開始さ

れるかどうかは，抗精神病薬のD₂受容体からの離れやすさと関連します。これをD₂受容体からの乖離（Dissociation from the D₂ receptor）といいます。D₂受容体からの乖離はくっつきやすさの指標であるKi値のように実験系で求めることができます。D₂受容体から離れる時間で表現できます。椅子にしばらく座り続ける，すなわち離れるまで何分とかかる抗精神病薬はchlorpromazine, haloperidol, risperidone, olanzapineなどです。部分作動作用のある化学物質のなかではaripiprazoleもchlorpromazineと同じ椅子から立ち上がるのが遅いグループ（slow dissociation）に分類されます[1]。逆に椅子からすぐ立ち上がる抗精神病薬は秒の単位でD₂受容体から乖離するのですが，それにはclozapine, quetiapineがあります。当然，後者のほうが次の椅子取りゲームが早く再開されることになります。ですからドパミンがD₂受容体に作用する確率も高くなります。D₂受容体から離れやすい抗精神病薬は，錐体外路症状の出現が少ない代わりに濃度が低ければ効果も弱くなる可能性があります。

　変数としてD₂受容体の数（椅子の数），ドパミンの数，抗精神病薬の数，それに抗精神病薬の受容体への親和性，受容体からの乖離のしやすさを考えるとドパミンと抗精神病薬の椅子取りゲームの勝敗が確率で求められるはずです。事前確率であるベイズの定理を入れて，時間軸にそってドパミンと抗精神病薬のどちらが椅子取りをしているかの確率が計算できるはずです。そうすればある時点で抗精神病薬とドパミンがどれくらいの割合で受容体という椅子を占拠するかが予測できますが，この計算式さえ複雑で理論化できていません。ただしこのモデルはドパミン受容体が活性状態にあるものの数で計算しなければなりませんが，活性状態のドパミン受容体であるD₂Highがどのくらいの割合かも正確には分かっていません。椅子取りゲームでドパミン・シグナルの伝わり方をシミュレートすることさえ現実の解答が得られていないのです。

文　献

1) Carboni L, Negri M, Michielin F, et al.：Slow dissociation of partial agonists from the D2 receptor is linked to reduced prolactin release. Int J Neuropsychopharmacol, 2011 Jun 9：1-12［Epub ahead of print］

■アンタゴニストはアゴニストの対極にあるのではない

　椅子取りゲームが精神薬理学の基本です。でも受容体での抗精神病作用を椅子取りゲームで考えると，アンタゴニストとアゴニストの作用に関して誤解が生まれます。アゴニストとアンタゴニストが対極（正反対）に位置するような錯覚です。

　神経伝達物質，たとえばドパミンは受容体を刺激します。この作用をアゴニスト作用といいます。ある薬が神経伝達物質のように受容体を刺激すればアゴニストと呼ばれます。ある薬が神経伝達物質の作用を遮断すればアンタゴニストと呼ばれます。一般的にアゴニストとアンタゴニストは正反対に位置するように思われていますが，アゴニストの対極に位置するのは逆アゴニスト（inverse agonist）です。

　アゴニストは受容体に作用すると，たとえばイオンチャンネルの開放など，生理活性を示します。逆アゴニストは受容体に作用すると，たとえばイオンチャンネルの閉鎖など，アゴニストが示す作用とは逆の作用を示すのです。アンタゴニストはといえば，受容体に作用しても何ら生理活性を示さない物質です。アンタゴニストはアゴニストが存在してはじめてその作用を競合的に阻害するのです。アンタゴニストはそれ自体が生理活性を有さないので，中立的（ニュートラル）なのです。

　受容体に作用し神経伝達物質より小さい活性を示すものを部分アゴニスト（partial agonist）といいます。理論上は，アゴニストから逆アゴニストまで生理活性の程度で一連のスペクトルが考えられ，アゴニスト・スペクトル（agonist spectrum）と呼ばれます。対極に位置するアゴニストと逆アゴニストの生理活性が徐々に小さくなり，生理活性をまったく示さない中間地点がアンタゴニストなのです（図36）。アンタゴニストはそれ自身は生理活性がなく，アゴニストか逆アゴニストが存在すれば，その作用を競合的に阻害するだけです。アゴニストの対極にあるのはあくまでも逆アゴニストであり，アンタゴニストではありません[1]。

　たとえば部分アゴニストであるaripiprazoleとそれ以外の抗精神病薬が併用される場合を図36のアゴニスト・スペクトル上で考えてみましょう。薬理学

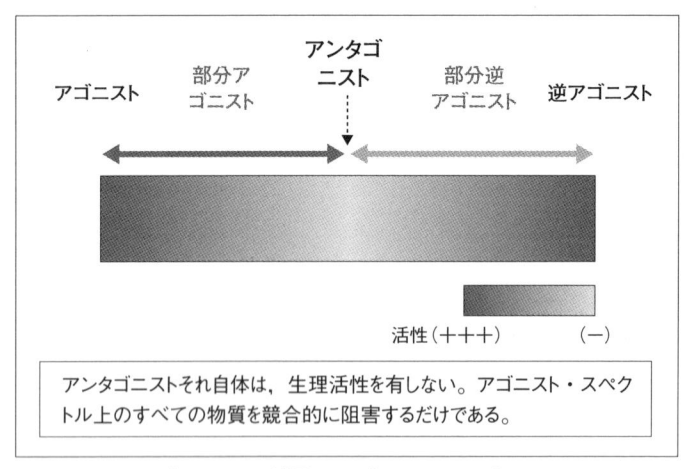

```
         アンタゴ
    部分ア  ニスト   部分逆
アゴニスト ゴニスト      アゴニスト 逆アゴニスト
←――――――――→ ←―――――――→

                        活性（＋＋＋）    （－）

  アンタゴニストそれ自体は，生理活性を有しない．アゴニスト・スペク
  トル上のすべての物質を競合的に阻害するだけである．
```

図36　アンタゴニストの対極はアゴニストではない

的に辻褄が合わないことが理解できると思います．AripiprazoleはドパミンD_2受容体に対して内因活性（intrinsic activity）を有する部分アゴニストでしたね．Aripiprazole以外の抗精神病薬はすべてD_2受容体のアンタゴニストです．Aripiprazoleとそれ以外の抗精神病薬を併用すると，ドパミン受容体では，内在性のドパミン，部分アゴニスト（aripiprazole），アンタゴニスト（通常の抗精神病薬）の3者が競合することになります．アンタゴニストはそれ自身では生理活性を示しませんが，アゴニスト・スペクトル上のすべての物質に対してその作用を競合的に阻害します．したがってアンタゴニスト（通常の抗精神病薬）は，ドパミンだけでなく，部分アゴニストであるaripiprazoleの作用も競合的に阻害することになり，aripiprazoleの薬理作用を減弱することになります．ドパミン受容体だけで考えた精神薬理学では誤った併用といえます．

　精神科薬物療法で多剤併用（polypharmacy）の弊害は副作用の面から十分過ぎるほど指摘されてきました．抗精神病薬に部分アゴニストが登場するに至り，アンタゴニストとアゴニストを併用する奇妙な処方が増加しています．ただし逆アゴニストの同定はなかなか進んでいないので，アンタゴニストと逆アゴニストが同じようにイメージされているものと思います[1]．現在までのところドパミンD_2受容体の逆アゴニストである薬は臨床的に見つかっていないの

で，アンタゴニストと逆アゴニストの作用が同一であると誤解されているのでしょう。臨床薬理学的観点からも，抗精神病薬の適正使用が行われるべきです。

アンタゴニストと部分アゴニストは本来逆の作用であるのに，どちらも抗精神病作用を示します。それは中脳辺縁系のドパミン受容体密度が少ないからです。ドパミン受容体密度が高い漏斗下垂体系では，アンタゴニストと部分アゴニストは本来の性質どおり，逆の作用を示します。これは簡単には理解しにくいので，次の項の「ネット・アンタゴニスト」で図を用いて説明します。部分アゴニストはプロラクチン値を上げにくいといわれていますが，aripiprazoleはプロラクチン値を上げにくいのではなく，下げやすいというほうが臨床的には正確です（p45：「低プロラクチン血症も副作用？」参照）。これはaripiprazoleがドパミン受容体という椅子に居座るからです。最近の実験で部分アゴニスト作用を示す化学物質のなかでaripiprazoleは椅子からなかなか立ち上がらない（slow dissociation）ことが示され，プロラクチン分泌を抑制する可能性が指摘されています[2]。

文 献

1) Nagamine T：Are combination therapies with aripiprazole and other antipsychotics pharmacologically rational? CNPT（Clinical Neuropsychopharmacology and Therapeutics）2：32-33, 2011
2) Carboni L, Negri M, Michielin F, et al.：Slow dissociation of partial agonists from the D2 receptor is linked to reduced prolactin release. Int J Neuropsychopharmacol, 2011 Jun 9：1-12［Epub ahead of print］

■ネット・アンタゴニスト

Aripiprazoleに関連してもう一つ誤解していることを示しましょう。Aripiprazoleは中脳辺縁系のドパミン神経系にはアゴニストではなく，アンタゴニストとして作用しています。だから抗精神病効果を示すのです。部分アゴニストがアンタゴニストになるというのはおかしな理屈です。Aripiprazoleは

漏斗下垂体系ではプロラクチン値を低下させ，アゴニストとして作用します。同じ物質がアンタゴニストになったり，アゴニストになるのはどうしてでしょうか。それは受容体の密度により刺激の伝わり方が異なるからです。図18（p42）で説明しましたが，受容体は樹状突起につながります。ここでの神経伝達は0〜100％の間で行われます。部分アゴニストは内因活性分だけ伝えます。樹状突起はいくつか集まり神経細胞に刺激を伝えます。神経細胞は精巧な計算機です。ここで積算した量が閾値以上になれば軸索へ出力します。しかし閾値以下では刺激は伝わりません。神経細胞は閾値を境に伝えるか伝えないかのどちらか一つです。ですから内因活性が小さければD_2受容体の密度が疎である中脳辺縁系ではアンタゴニストが投与されたことと同じになります。これを部分アゴニストが拮抗作用を示しているのでアンタゴニスト様に作用したといいます。伝える作用である内因活性をもつけれど，アゴニストと同じような振る舞いをするのでネット・アンタゴニスト（net antagonist）といいます。それに対してD_2受容体密度が高い漏斗下垂体系では内因活性が小さくても神経細胞で積算すると刺激を伝えるのでアゴニストとして作用します。ネット・アゴニスト（net agonist）です。このように内因活性を有すると神経回路の構造で，ネット・アンタゴニストにもネット・アゴニストにもなりうるのです。

　神経回路の構造が機能には重要であることが理解できたと思います。神経回路は複雑です。そこで精神機能が行われる現象は単純な法則が繰り返されることでの秩序の形成なのです。それを創発といいます。次に創発を説明してみます。

■神経系の機能は"創発"である

　受容体での伝達が正確に分かったとしても，脳機能はすべて説明できません。たとえば部分アゴニストは神経回路によりアンタゴニスト様（net antagonist）にも，アゴニスト様（net agonist）にもなることを述べました。神経回路という構造により，その作用が逆になることがあるのです。精神機能は複雑ですが，一つひとつの神経伝達はシンプルな法則で行われているはずです。シンプルな法則が積みかさなることで複雑な機能が生まれるのです。これは受容体での精

神薬理学だけでは説明できない現象です。それを考えてみましょう。

脳はニューロンの集合体です。ニューロンでは，樹状突起→神経細胞→軸索という流れで，情報の入力と出力が繰り返されています。ニューロンの情報が互いに影響しあいながら，全体として脳は機能しているのです。幻覚・妄想は，中脳辺縁系のドパミン神経の過活動が原因の一つと考えられています。しかし中脳辺縁系のドパミン神経が過活動状態になると，どうして妄想が起こるのかは分かりません。ドパミン仮説にしろ，「ドパミンが増えれば妄想が起こる」という固定的な概念で，問題が解決したように思っているだけです。そもそも幻覚・妄想状態でのドパミン伝達の過剰といっても，ドパミンが通常の何倍も放出されるわけではありません。ほんの少しドパミン神経の伝達が過剰になるだけで，結果として妄想が形成されていきます。そのプロセスは解明されていないのです。

全体は部分の総和である場合と，部分の総和では説明できない場合があります。部分が相互作用を示しながら全体を形作る場合は後者になります。ニューロンの一つひとつの働きをみても，妄想がどうして形作られるか説明できないのです。精神薬理学の限界です。単純な機械的な法則が繰り返され，複雑なしくみが形成されることを創発（emergence）といいます。カオス状態から新たな秩序ができることです。創発の特徴は①多くの要素が集まって相互作用したとき全体として新たな特徴が生まれること，②時間の経過とともに新たな特徴や構造が出現すること，の2点です。神経伝達で妄想が形成される過程も，抗精神病薬で幻覚・妄想が減少する過程も，一つの受容体や一つのニューロンを考えるのではなく，神経回路での創発現象を考えなければ理解できません。

■コネクトーム

神経回路を形態学的に解き明かそうという試みがあります。「コネクトーム」です。つなぐことを意味したコネクト（connect）が語源です。脳の神経細胞がどのように結合しているかを詳しく解析していこうという研究です。脳は約140億個の神経細胞がネットワークを形成した巨大な電子回路です。回路の全体像を解読し地図を作れれば，コンピューターでシミュレーションしやすくな

ると考えられ，コネクトームの研究が行われています[1]。ただし1ミリメートル角の体積に約1万個の神経細胞があり，そこにシナプスが複雑に入り組んでいるので神経回路の地図を作るのは容易ではなさそうです。しかしこの作業をロボットで自動化する方法が開発され，行われているのです。

いずれコンピューター上に神経回路網を作成し，固有活性が何パーセントくらいのとき抗精神病作用が生まれるのか，コンピューター上で創発を観察する実験系が作れる時代になるでしょう。精神薬理学も受容体での刺激伝達だけでなく，創発されたときどうなるかを研究する必要があります。受容体から神経回路へのパラダイム・シフトが今必要なのです。しかし創発は分かりにくい概念です。蟻の行列でシンプルな規則の繰り返しが意味のある構造を作ることを説明しましょう。

文　献

1) Lu J : Neuronal tracing for connectomic studies. Neuroinformatics 9 : 159-166, 2011

■蟻の行列

創発は分りにくい概念なので，蟻の行列を考えてみましょう。蟻は視力がほとんどありません。リーダーとなる大将もいません。しかしまるで統制が取れたように行列ができ，せっせと餌を巣に運びます。この行列形成には複雑なルールはないと考えられています。単純なルールが存在し，それが繰り返されるだけです。単純なルールは，①餌を見つけた蟻はフェロモンを出しながら餌を巣に持ち帰る，②フェロモンは揮発性である，の2点です。フェロモンはなかまの蟻に餌のありかを教えます。フェロモンが揮発性であることは，時間がたてば匂いは消えることを意味しており，時間の情報を伝えています。なかまの蟻はフェロモンがプンプン匂う道を求めて行動をとるので，結果としてごく自然に整然とした行列ができます。創発とはこのような機能です。少し難しいことを追加しておきます。行列が整然過ぎると，効率はよいけれども新たな餌のありかを探すには不都合ですね。ランダムに彷徨うことで新たな餌のありかに

遭遇するチャンスが生まれます。そうです。行列を離れる蟻もいるのです。この変わり者（？）の蟻の存在意義は新たな餌や新たな行列のルートの探索です。しかし多くの蟻は行列に加わり効率的に餌を運ぶ必要があるのです。ランダムに動きルートを外れる蟻も必要です。でもそれは全体から見れば少数派でよいのです。ランダムに動くことは新たな餌を見つけるという機能であり、それこそが新たな餌というエネルギー源となっているのです。意味がある全体像である創発のエネルギー源が、意味がない小さなランダムな動きであることは覚えておくべきでしょう。意味がない動きをノイズといいます。ノイズはエネルギー源です。

　さてこれをもとに神経伝達を考えてみましょう。神経伝達は一つのニューロンがシンプルな方法で情報を伝える（on か off）。ニューロンは相互に影響しながら、情報伝達を繰り返し、結果として蟻の行列に相当する一つの機能を有した構造を形作る。ルートを外れる蟻が存在するように、ほんの少し効率的でない挙動をするニューロンが少数存在する。すると新たな機能を有する構造が作れるということになります。

　このようなことが現実に起こるのか、机上の空論のように思われるかもしれませんが、脳とは比べものにならないくらいの小規模ですが、コンピューター上でシミュレーションすることに脳科学者たちはすでに成功しています。人工知能の研究です。妄想という現象も、ニューロンの伝わり方のほんの小さな違いなのかもしれません。中脳辺縁系のドパミンの過剰といっても何倍も違うわけではないことと合致します。

　受容体での神経伝達だけで精神症状を考えることは、部分で語れない全体を無理やり部分で説明している危険性があります。創発の結果として精神症状があるという捉え方が必要です。ニューロンの伝達のほんの少しのずれが、ニューロン間の相互作用を繰り返して行うことで創発が起こり、精神症状が形成されると理解すべきでしょう。だからニューロンでの伝達を抗精神病薬で必要以上に遮断すると、その結果は予想がつきません。必要最小量の抗精神病薬の使用が大切であるといえるのです。

▰創発にはニューロンのノイズが必要

　精神薬理学は受容体での情報のやり取りを中心に脳機能を解明する学問です。受容体での議論は薬の作用点を解明するには重要です。しかし受容体での現象だけで脳機能を規定しているわけではありません。もう少し全体を見る視点，英語では the big picture といいますが，視点を受容体より大きくとることで神経回路という構造があることに気づきました。神経回路を通せば創発という意味がある全体像が形成されます。では脳機能とは素子の集合体としての神経回路（構造）があれば機能するのでしょうか。神経回路を動かす動力は何でしょうか。神経回路にエネルギーを投入しなければ回路は作動しません。蟻の行列のエネルギー源は，ランダムに動き回る蟻でノイズでした。

　そうです。創発のエネルギー源もノイズです。脳細胞（ニューロン）は自分でランダムな発火を示します。それは意味がないので，ノイズと呼ばれます。それこそが実はエネルギー源です。ノイズというと邪魔なような印象を受けますが，ノイズこそが神経回路を動かすエネルギー源です。脳のゆらぎは神経回路を通して除去されます。そこに外界からの刺激で神経伝達が起これば神経回路は創発していき，意味がある全体像が作り出されます。神経回路の構造にノイズを加えることで効果的な創発が起こります。ノイズの重要性は，蟻の行列でランダムな動きをする「ノイズ蟻」が新たな餌を見つけるエネルギー源になるのと同じです。

▰受容体にもノイズがあるはず

　アゴニストの対極にあるのはアンタゴニストではないことを説明しました。アゴニストの対極にあるのは，逆アゴニストです。アゴニストと逆アゴニストはともに受容体の機能を活性化するかその逆の作用を示します。アンタゴニストはアゴニストか逆アゴニストと競合してその作用を弱める椅子取りゲームです。ここで一つ言い忘れていたことがあります。アゴニスト，逆アゴニスト，アンタゴニストが存在していなくても，受容体はその作用（活性）を示すことがあります。自然に活性を示すのです。これが受容体レベルのノイズです。ノ

イズはランダムでまったく意味がありません。しかしその存在はニューロンでの創発を考えるときのエネルギー源であるように，受容体でも何らかの役割をしているはずです。精神薬理学の盲点は神経回路という構造を考えていないことでした。もう一つ盲点を指摘しておけば，受容体でのアゴニスト，アンタゴニストの概念だけでなく，受容体でアゴニストが存在しなくても，たとえばG蛋白が活性化する現象です。自然発火のような現象で，ノイズです。

　ニューロンでの伝達でのノイズ，受容体での伝達でのノイズ，これらはどちらも取るに足らないものですが，ノイズが除去される過程で何らかの機能が生まれます。だからランダムなノイズ生成の頻度に対して抗精神病薬がどのような影響を与えるのかも検討しなければ，精神機能は解明されないと思います。

■機能があることが必ずしもいいのではない
　──失うことで進化する

　脳の機能が受容体レベル，神経回路レベルで着々と解明されても，不思議なことがあります。機能が備わっていることが進化を示しているのではないということです。チンパンジーと人間は遺伝的に非常に近い関係にあります。チンパンジーとヒトではチンパンジーのほうが遺伝子が510個多いといいます。ヒトは遺伝子を500個くらい損失することで進化したのです。機能を失うことで進化したともいえるのです。

　たとえばチンパンジーはヒトより即時記憶が優れます。つまりヒトのほうがチンパンジーより即時記憶がもろく，あやふやです。しかしあやふやがすべて悪いわけではありません。正確な即時記憶と引き換えに，我々ヒトは想像力を手に入れました。記憶の隙間を埋める想像力です。想像力は創造力につながります。外界の刺激をそのまま再現する能力より，それを一部あやふやにするほうが幅広い危険に対応でき，生存に有利かもしれません。記憶が完璧であれば同じ問題は即答し正解が得られます。しかし人生の試験で次に同じ問題が出ることはありません。似て非なる問題が次から次へと出てくるのです。これは自然界を生き抜くうえで重要なことを示唆しています。1つの経験に完璧に対処できるより，少しあいまいでも幅広く対応できるほうが生存に有利だと思いま

す。想像力があれば，まったく同じ問題でなくても解決できます。さらに創造力があれば，新たな未来を作り出す力にもなります。あいまいさは，幅広い適応を意味しています。

ところで現代社会はどうでしょうか。まずは無難なマニュアル化した対応が好まれます。画一的な対応を基本にすれば，そこではもはや想像力は消失しています。思考停止です。せっかく手に入れた想像力（創造力）が社会では使われにくいのです。我々ヒトはもともと即時記憶ではチンパンジーに負けています。そのうえ創造力も駆使しないのなら，人類の未来は怪しくなります。創造力を育むことが進化の道筋にあっているはずです。患者さんの精神症状を妄想と片づけるのは短絡的ではないでしょうか。苦しい妄想（症状）は緩和しなければなりませんが，ひょっとすると必死に訴える妄想のなかに未来へとつながる何らかの真実が隠されているかもしれません。

患者さんの脳機能の低下を単なる機能の低下と考えてよいのでしょうか。機能の発達はすべてプラスで進化と考えがちですが，実は後退を意味していることもあります。健常人の脳機能が正しくて患者さんの脳機能が異常であるという画一的な見方は，あまりにも功利主義的で，単一の文化しか受け入れない硬直性を示しています。功利主義を追求した現代文化への過度な適応性は，現実を直視しているように見えて，実はすでに過去志向性であり，未来に向けた創造性に欠如しています。患者さんの自由な発想のなかにこの硬直化した局面を打開するヒントが隠されているように思います。

G. 非薬物療法の重要性

■薬物療法を万能にしてはいけない

　精神薬理学や分子生物学の進歩は，近いうちに統合失調症の原因を分子レベルで解明する可能性を示唆しています．しかしたとえ統合失調症の原因が分子レベルで分かり，それに対応する抗精神病薬が作られるようになったとしても，統合失調症は過去の病気になるのでしょうか．おそらくそのようなことはないでしょう．悲観的な意味で言っているのではありません．精神機能が薬ですべてコントロールできるはずがないということです．そもそも精神機能を薬でコントロールすることが許されるのは，病態生理学的変化を認める精神疾患で患者さんが苦しんでいる場合だけです．精神疾患の有無にかかわらず，本来の精神機能は薬でコントロールすべきではありません．

　精神薬理学や分子生物学の研究は進めなければなりません．しかし薬物が守備範囲としない問題まで薬物に頼り解決するのは適応の誤りです．これは医療化（medicalization）という現象です．医療化とは，本来は医療の守備範囲でない問題まで医療の枠組みで解決しようとすることで，医療の誤った適応です．薬物療法を万能化してはいけないのです．

　もちろん現時点での薬物療法はまだまだ有効率に限界があり，今後研究を進めなければなりません．しかしそれと並行して非薬物療法を積極的に取り入れることが大切です．非薬物療法について考えてみましょう．

■足音が肥料になる

　農作業は毎日同じような仕事ではありません．畑を耕して土を作る時期，植えつけて水をやる時期，肥料を追加する時期，そして収穫する時期と時期によ

りさまざまな仕事があります。それぞれの時期にやることさえしていれば、毎日畑に行く必要はありません。肥料や水をやる時期が過ぎると作業に空き時間ができます。そうかといって放置すると植物はよく育ちません。特に何かをするわけではないのですが、足しげく畑に通うことで植物は成長します。まるで植物が足音を聞いて成長していくようです。この現象を「足音が肥料になる」といいます。特別な処置をするのではなく、きちんと足を運び様子を見るというのが植物にとって一番の肥料なのです。

　患者さんもそうです。お節介ではなく、何となく足を運ぶとよくなります。遠ざかると適正な薬物療法をしていたとしても症状が改善しません。医療従事者の足音、家族の足音が一番の治療になります。これこそ非薬物療法の存在を示唆する現象です。

■認知行動療法

　現代の精神科医療は薬物療法が中心です。当然のことですが、薬で精神症状がすべてコントロールできるわけがありません。非薬物療法が重要になります。患者さんは音としての幻聴がつらいのではなく、幻聴に対する意味づけがつらいのです。意味づけを考え直す、つまり考え方で幻聴のつらさが変わることも事実です。認知行動療法（cognitive behavioral therapy：CBT）はエビデンスが確立された非薬物療法の一つで、近年非常に注目されています[1]。しかし認知行動療法が有効であると説明されても、それがどのようなものなのか、簡単に理解することができません。認知行動療法のほんのさわりですが、考えてみましょう。

　人は、意識するか否かは別として、自分の置かれた状況を絶えず主観的に判断し行動しています。だから気分や行動は、主観的判断である「認知の仕方」に影響を受けます。主観的な判断は「今から考えるぞ」と身構えなくても半ば自動的に行われます。そしてこの「自動思考」は、その人の基本的な思考パターンであるスキーマ（schema）に影響を受けるのです[1]。

　自動思考は、もともとは生存に有利に働いていたと考えられます。時々刻々と変化する現実に、「今から考えるぞ」などと悠長な対応をしていては時すで

に遅しということになりますよね。だから人は過去の体験に情動のインデックス（付箋紙）を付けて効果的に整理しているのです。こういう場合はこうなるであろうと自動思考で瞬時に対応し，環境や社会に適応しているのです。ところが自動思考やその根底にあるスキーマが現実の社会に非適応的に作用するとしたら，その歪みは精神に必ずや悪影響を与えるでしょう。言うなれば，環境や社会に対する認知・情動による監視システムが誤作動を起こした状態です。

　認知・情動による監視システムの誤作動としてどのようなものがあるのでしょうか。①恣意的推論（arbitrary inference），②二分割思考（dichotomous thinking），③選択的抽出（selective abstraction），④拡大視（magnification）・縮小視（minimization），⑤極端な一般化（overgeneralization），⑥自己関連づけ（personalization）の6つが，認知行動療法で「認知の歪み」といわれる状態です。認知行動療法はそれらに気づき，認知の歪みを現実に沿った柔軟な考えに修正していくプロセスです。

文　献

1) 大野　裕：認知療法・認知行動療法．日本医事新報 4516：55-59, 2010

■認知行動療法は分かりにくい？

　自動思考，スキーマなどと言われても，なかなかイメージが湧きにくいです。認知行動療法の書物を紐解いても簡単には理解できません。私が「認知行動療法」という言葉を最初に聞いたのは，今からかれこれ30年前に遡ります。当時私は離島で僻地医療に従事していました。教科書は英語のものしかなく，難解でした。田舎の診療所で仕事の合間に英語で記述された認知行動療法の本を何度も紐解いてみましたが，治療場面でのイメージがなかなか湧きませんでした。本を読むだけでは患者さんに応用するには無理があると思いました。ただし自分の思考パターンを自分で振り返るには有用でした。書物の記述の端々に自分自身に思い当たることが多々ありました。そうか自分はこういう考え方の癖があるのかと気がついたのです。だから認知行動療法の理論を用いて，自分

の認知や感情を相対化する試みができることは実感しました。

■自分で実現してしまう予言

　認知行動療法の本を読むときに，自分の考え方を相対化させる視点が大切であると言いましたが，私はそれだけでなく，認知行動療法の理論は広く精神科医療の問題点も指摘できると思っています。一つだけ例を挙げましょう。

　自分で実現してしまう予言（self-fulfilling prophecy）という認知の歪みがあります。これは次のようなことを言っています。人前で上手く話せないだろうと考え緊張してしまうと，いざ話す場面では結局予言どおりに上手く話せなかったというようなことです。精神科医療で似たような現象があります。精神科の診断では「予言は当たりやすい」のです[1]。診断が下されればそれは電車に乗ったことと同じです。電車がレールに沿って目的地までたどり着くように，診断された疾患としての経過を予言どおりに進むことが多いのです。それは必ずしも病態生理学的な基盤が同じでなくても起こります。精神医学の枠組みが，認知行動療法でいうスキーマに相当します。スキーマが不適応を起こしていても本人には気がつきにくいですよね。精神医学の枠組みが現実と乖離していても，精神科医療のなかにいる人はなかなか気づきません。予言（診断）は常に当たるからです。予言が当たることで満足している精神科医療では，社会のなかで有効に機能しない可能性があります。精神医学の癖を相対化して外から眺める作業をする必要があります。精神科医療を客観的に外から眺めるのに認知行動療法でのステップが役立つと思います。そうすれば時代に即したよりよい精神科医療の枠組み（スキーマ）になると思います。

文　献

1) 長嶺敬彦：抗精神病薬をシンプルに使いこなすための EXERCISE．新興医学出版社，東京，pp83-85, 2011

■スキーマは固定的ではいけない
── 5匹サルがいるとバナナにありつけないのはなぜ？

　精神医学という枠組みの危うさを「自分で実現してしまう予言」で考えてみました。枠組みは常識を形成し、人々の行動に大きな影響を与えます。厄介なことに、常識的な枠組みですが、不備が生じてもそのことに気づきにくい特性があります。精神医学だけが枠組みの問題を有しているのではありません。枠組みは自動思考のように次にとる行動を瞬時に選択できる利点がある反面、スキーマの不適応のように枠組みが固定化され、柔軟性を失うと弊害が出ます。サルの逸話で説明してみます。

　「サルが5匹いるとバナナにありつけない（start with a cage containing five monkeys）」という話をご存知ですか[1]。檻のなかに5匹のサルがいます。檻のなかにある階段を上るとバナナが取れる仕掛けになっています。サルはバナナが大好きですから階段を上ります。1匹のサルが階段を上りはじめると、5匹同時に冷水をかけます。残酷ですね。どのサルが階段を上ろうとしても、すべてのサルが冷水をかけられるのです。これを繰り返すと5匹のうちの1匹が階段を上りバナナを取ろうとすると残りの4匹がそのサルを取り押さえます。水をかけられるのが嫌だからです。条件づけが完成しました。そこで檻のなかのサルを1匹入れ替えます。新入りのサルは条件づけされていないので、バナナを取ろうと階段を上ります。すると以前から檻にいた4匹が全力でそれを阻止します。そのうち新入りのサルは階段を上ることを諦めます。そこで最初から檻にいた4匹のサルのうち1匹を新しいサルに入れ替えます。新入りのサルは階段を上ろうとしますが、残りの4匹で阻止します。これを繰り返し、檻のなかのサルがすべて入れ替わっても、だれもバナナを取ることはできません。階段に足をかけた瞬間残りのサルが全員で阻止するからです。でも檻のなかにいるサルはだれも冷水を浴びていないサルに替わっています。ルールだけが残りました。

　たしかに最初は冷水を浴びせられるという事態が起こっていましたが、それがなくなってもサルはバナナを食べることができません。一度形成されたルール（枠組み）は容易に変更されないのです。意味がなくなっても存続しつづけ

るルールや枠組みがあるのです。「昔からそうだから」「ルールはそうだから」と思考停止すると、せっかくのバナナが食べられません。枠組みに疑問をもつこと、時代に合った枠組みを考えること、スキーマは常に変化しつづけることが大切です。もちろんこれは逸話で実際の実験ではありません。しかしこのような現象は学問の世界や社会ではよくあることです。自分でものを考えることの重要性とスキーマがもし固定的になっていると感じたら、柔軟性をもつように思考の訓練をすることが大切です。そうすればバナナは食べることができます。

文　献

1）http://www.youtube.com/watch?v=KZeiSKnhOBc

■認知行動療法と精神科薬物療法は近い

　パラドックス的ですが、認知行動療法は精神科薬物療法と近い関係にあると思います。そもそも薬物療法と認知行動療法は、その根底にある「知的枠組み」が異なるので、直接的な交流をもちません。大多数の場合対極に位置すると理解されています。だから薬物療法と認知行動療法は、車の両輪にたとえられることが多いのです。薬理学と心理学がその根底に有する「知の技法」が異なるから当然かもしれませんね。しかし薬物療法と認知行動療法は、車の両輪のように右のタイヤと左のタイヤに分けられるのでしょうか。それぞれが相互に交流することはないのでしょうか。

　私はむしろ薬物療法も認知行動療法も生体に作用したら、どちらも最終的には似たようなシンプルな反応を起こすだけだと想像しています。それは神経回路を正常化させるという共通の機序です。つまり薬物療法と認知行動療法は車の両輪というイメージより、どちらも栄養を全身に運ぶ血液のようなものだと思うのです。だから体のなかで両者は混ざり合います。受容体をターゲットに向精神薬で神経回路の機能回復を行うのが精神薬理学です。考え方の訓練で神経回路のバランスを改善するのが認知行動療法です。どちらの方法を用いても、

病態に対して適切であれば神経回路が美しく機能するようになると思います。神経回路の電子の受け渡しレベルでは，同じような反応が起こると予測しています。これはこれからの学問の発展で，証明されるかもしれません。

認知行動療法は環境への適応を促す技法です。適応というと進化論ですよね。だから認知行動療法は環境や社会との相互作用で，我々の心がどのように進化していくのかを知る方法でもあると思うのです。認知行動療法は単なる技法として学習するのではなく，「心の進化とは」と考えて勉強すると面白いかもしれません。

■心とは

　心の進化ということを書きましたが，心とはいったい何なのでしょうか。心とは何かを考えてみましょう。私は心とは大自然そのものだと思うのです。しかし我々の心が大自然と一体になりたいと思っても，残念ながら脳が形成した文明社会がそれを阻んでいます。心がつらいと感じるとき，植物のように太陽の下でまっすぐに成長し，時がたてば自然と枯れていければどんなに幸せだろうと思います。我々人間はなかなか大自然と一体になれないのです。それはどうしてでしょうか。

　解剖学者の三木成夫先生は，植物と動物の違いを細胞発生学から見事に言い当てています[1]。植物は，大地に向って根が伸び，太陽に向って茎や葉が伸びていきます。植物の細胞は，天地に向ってただひたすら増殖します。それは細胞分裂が直線的だからです。植物は大地や太陽と一体化しながら成長します。太陽，水，土に対して開放系であるのが植物の特徴です。植物の心とは大自然そのものといえます。

　それに対して動物の細胞分裂は発生段階で2回ほど「くびれ」が起こり，内にあったものが外に，外にあったものが内になります。細胞が互いに腕を組み「くびれ」を形成するのです。動物はまるで何かを囲い込むように成長していきます。その結果，大自然と異なる小宇宙を体中に宿します。体内の小宇宙は「心」と言い換えることができます。動物は自然に対して閉鎖系を形成する特徴があるのです。

それでは「心」を生む場所である脳を考えてみましょう。脳は頭蓋骨という閉鎖された空間で，ひっそりと生きています。脳のなかでの情報伝達は神経細胞（ニューロン）で行われています。ニューロンでの伝達は，シンプルな法則に従って行われます。たとえば，刺激が閾値以上であればその刺激を伝え，閾値以下なら刺激を伝えないなどです。シンプルな法則が繰り返し行われると，そこには予想もつかない複雑な全体像が現れます。この現象を「創発」というのでしたね。「心」はまさに神経回路の創発現象だと思います。

　実際，神経回路の一部はコンピューターで再現でき，創発現象が起こることが確かめられていることは p99 でお話ししました。人工知能の研究です。20世紀の科学はものごとを要素に還元してその特性を見極める手法で発展してきましたが，21世紀の科学は要素（素子）だけでなく，要素が創発する関係性の法則を分析する手法で発展しつつあります。前者（20世紀の科学）の手法を還元主義（reductionism）といいます。後者（21世紀の科学）の手法は解析対象が素子だけでなく関係性にまで拡大したので，言うなれば新・還元主義（neo-reductionism）と表現できます[2]。

　神経伝達物質の挙動に代表されるシンプルな素子，神経回路に代表されるシンプルな関係性の法則が解き明かされると，いつの日か科学で心が記述できるのでしょうか。しかしそれでも心はそう簡単には分からないと思うのです。いえおそらく永遠に分からないと思うのです。なぜなら神経回路は固定的ではなく，外界からの刺激で常に自身のプログラムを書き換える柔軟性をもつからです。

　現代はストレス社会であり，我々の心は母なる大自然と交流したがっています。しかし我々の心（小宇宙）は閉鎖系であるので，直接大自然と交流することができません。身体を使用してはじめて大自然と交流できるのです。身体は我々の心と大自然をつなぐ架け橋です。我々の心は脳にあるともいえますが，身体を通して大自然にあるともいえるのです。

文　献

1）三木成夫：海・呼吸・古代形象．うぶすな書院，東京，pp208-225, 1992
2）長嶺敬彦：「心」は大自然．日本医事新報 4524：99-101, 2011

■「溜め込む」ことの弊害

　閉鎖系を形作る細胞分裂で，我々動物は動くことが可能になりました。移動に必要なエネルギーを体内に蓄積し，小宇宙である心の命令で，身体を使って移動できるのです。一方で，閉鎖系は溜め込むことによる弊害を生じやすいともいえます。不要なものを溜め込みすぎると健康を害します。エネルギーを溜め込みすぎると，肥満になります。ストレスを溜め込むと，気分が抑うつ的になります。権力を溜め込むと，弱者を踏みにじります。心のなかに金や名誉を溜め込むと，心が硬直化し楽しくなくなるのではないでしょうか。

　だから溜め込んだものを吐き出すことが必要です。エネルギーを消費する，ストレスを発散させる，権威的なものの見方をしない，などです。前述した解剖学者の三木博士はこれらの作業を「抜く」と表現しました[1]。「抜く」ことで効果が得られる領域が3つあります。「力を抜く」「息を抜く」「水を抜く」です。そういえば，適度に力が抜けたとき，最大の力が発揮できます。息をゆっくり吐き出すと落ち着きます。息抜きにも通じます。確かに座禅やヨガの呼吸は吸うことではなく，吐くことに意識を集中させるといいます。体にたまった不要な水分を我々は，汗や尿で排出しホメオスターシスを保っています。現代社会はどうも何事も溜め込む傾向があるようです。「溜め込むこと」と「抜くこと」のバランスが壊れたとき，我々の心は変調をきたすのです。

文　献

1）三木成夫：海・呼吸・古代形象．うぶすな書院，東京，pp69-78，1992

■抗精神病薬の本当の作用とは

　抗精神病薬の作用機序や副作用を臨床研究していると，心の神秘性にますます惹かれます。シンプルな法則に従って神経伝達が繰り返されることで，部分に還元できない心という全体像が形成されます。これが前述した「創発現象」の醍醐味です。そこには美しさがあります。はじめから心が存在するのではな

く，シンプルな規則が環境との相互作用のなかで創発した結果，新たな構造として心が生まれるのです。

　抗精神病薬の効果は，従来の精神薬理学による受容体に対する作用だけでは説明できません。抗精神病薬が適切に使用され抗精神病効果を示すとは，単に受容体理論での神経伝達物質の過不足が解消したからではなく，創発した結果が美しい秩序を再形成するに至ったときと考えられます。臨床での精神薬理学の研究は，神経回路内での無限に近い神経伝達から形成される全体像を想像する面白さがあるのです。

■ココ，カラ主義

　現代医学では，心と体は分けて考えることが多いです。でもそれは便宜的です。心の存在を考えてきましたが，一つの解答として脳の神経回路が創発してできた意味ある全体像でしたね。創発には身体を通しての環境からのさまざまな情報がもとですから，心は大自然そのものとも表現できます。だから心と体は分けることができないのです。また1秒前の自分に戻ることは不可能であり，常に生命は時間軸の流れに沿って存在するのです。過去の記憶を参照することは学習効果を示し，生存に有利に働きます。しかし過去のことばかりを気にしていると前に進むことができません。大切なのは今であり，これからなのです。そこで私は「ココ，カラ主義」を提唱しています[1]。

　ココ，カラ主義とは「今ココで，できることカラはじめよう。ココロとカラだにいいことを」という意味です。心や精神は身体と常に連動している。抗精神病薬の作用も副作用も精神だけでなく身体にも影響している。過去に戻るのではなく，今から前へ進むために，心と体にいいことを考えていくという意味です。抗精神病薬の作用と副作用を研究する視点も，心と体を分けて考えるのではなく，包括的に見る視点が大切なのです。

文　献

1) 長嶺敬彦：ココ，カラ主義で行こう！（Vol.1）コンボ先生登場！ 心の元気＋1：32-35, 2007

エピローグ

■「大量」は問題

　精神薬理学は日々進歩しています。その一端を本書で紹介しました。生物学的精神医学（biological psychiatry）は脳の疾患としての統合失調症（schizophrenia as a disease）を解明し，いずれ近いうちにさらなる特効薬を生み出す勢いがあります。大いに期待していいと思います。

　しかし今抗精神病薬が必要な人には，将来の特効薬ではなく，現時点での特効薬が必要です。幸いなことに我々は50年以上も昔に抗精神病作用を有する物質を偶然ですが見つけました。そしてその薬理作用がドパミン D_2 を遮断するということまで解明されています。現時点で抗精神病薬が最大の効果を発揮するには，適正な量で適正な D_2 遮断を行うことが肝心です。副作用閾値を超えず，効果閾値を下回らないために，D_2 遮断の変動幅を最小にする発想です。統合失調症を生きている患者さん（schizophrenic way of life）に役立つ方法論です。この理論をさらに進めると，必要なときだけ D_2 遮断をする「時間治療」が考えられるかもしれません。薬の作用する時間をコントロールすることで，同じ成分の薬でも副作用を軽減し，効果を確実にすることができるかもしれません。

　従来の多剤併用大量療法は，D_2 遮断の「量」および「質」の両面から問題でした。D_2 遮断を強固に行えば活気がなくなり，急性の運動系副作用（錐体外路症状）が出現します。また D_2 遮断の変動幅が大きくなると，運動系の副作用が将来的に持続する（遅発性ジスキネジア）危険性があります。そうです，抗精神病薬が「大量」に使われる時代は終わりました。

■「大漁」も不幸かもしれない

　皆さんは童謡詩人の金子みすゞの「大漁」という詩をご存じですか。大量ではありません。大漁ですから，めでたい話と勘違いしそうです。「大漁」も立場を変えれば不幸なのです。下記に引用します。

　　大漁　　金子みすゞ

　　あさやけこやけだ大漁だ
　　浜はまつりのようだけど
　　海のなかでは何万の
　　鰮のとむらいするだろう

　この詩は我々に大切なことを気づかせてくれます。立場が違えば見える景色が違うのです。人間の傲慢さも気になります。命あるものはみな平等であるはずなのに，何と自己中心的である私たち。
　みすゞはわが郷土山口県出身の童謡詩人です。金子家は浄土真宗の門徒であり，みすゞは祖母のウメから仏さまのことを聞かされて育ったそうです。私は宗教には詳しくありませんが，浄土真宗といえば親鸞です。親鸞は「非僧非俗」を通した人です。親鸞は過酷な修行もしています。修行をした人が救いの道を会得するのは道理かもしれません。過酷な修行をしたのですから。しかし修行を積んだ人だけが仏になれるのなら，救いの道に階層があるということになります。仏になるために階層が存在するのは何だか変です。修行を積むこと，そしてそれに耐えられる肉体と精神を有する選ばれし者だけが素晴らしいのでしょうか。何だか権威主義的で納得できません。親鸞はそのことに気がつき，さまざまな著作を残し，誰もが救われると説きました。みすゞの他者への思いやりや生命への畏敬の念は，このような幼少時の祖母ウメからの影響があったのかもしれません。
　実は私も幼少時に祖母から特別といってよいくらいかわいがってもらいました。将来は家に戻り夏みかんの栽培を手伝うことを期待されていたのかもしれ

ません。しかし期待は重荷で，自分で生きたいと思うようになったのも事実です。すると祖母は家より人を「救う」仕事をするようにと何度も何度も言いました。祖母が考えていた人を救う仕事とは僧侶か町医者でした。私は子供のころよくお寺に連れていかれました。禅宗だったので座禅もありました。内容がまったく分からないお経も毎回聞くうちに，足のしびれも気にならず心地よさえ感じるようになりました。限りある生命という無常観や先祖という生命の連鎖も肌で感じました。しかしもちろん子供ですから，お盆に子供だけに配られる餡パンがお目当てでお寺に行くことが楽しかったのも事実です。

　お寺では「救う」という言葉を何度も耳にしました。助けるという意味でしょうが，もっと深い意味があるように思いました。「救う」とは，強いものが弱いものを庇護することではありません。ましてや病気で患者さんの命を救う（治す）という狭い意味でもありません。お坊さんも町のお医者さんも市井にあり，それぞれの地道な活動を通して「救い」をしていることを祖母から聞かされて私は育ちました。

　私は医師になるにはなったのですが，「救い」をしているのだろうか，いつも反省しています。医療の究極の目的は「魂を救うこと」だと思っているからです。精神薬理学は魂を救う道具でなければなりません。精神薬理学が人々を救う優れた道具になるためには，それを適応する人間の特性を理解しておくことが必要です。

■人間は強いようで弱い？

　生命体としての人間の一番の特徴を表現すると次のように言えます。「人間は強いようで弱いし，弱いようで強い」。抗精神病薬の副作用（p30）でお話ししたように，人間は抗精神病薬という化学物質でいとも簡単に倒れてしまいます。副作用です。人間は強いように見えても，弱いのです。しかし脳も身体も回復する力は，これまた我々の想像（常識）を超えています。神経可塑性であり，生体の修復力があるのです。弱い存在に見える人間ですが，実は強いのです。

　そこで臨床での精神薬理学は次のような原則で応用すべきでしょう。抗精神

病薬による治療では副作用に敏感になり，なるべく害を与えない．それは人間が弱い存在だからです．でも，どのような状況になろうともあきらめずに，工夫を行う．それは人間が強い存在だからです．

■弱くても前に進める

　精神科医でない身体科医師が精神科病院で行えることは限られています．自らが治療の表舞台に出ることはありません．精神薬理学を駆使した身体科医師が，精神科のチーム医療の一員として認識される日がいつの日か来るだろうと期待しています．現時点では残念ながら，精神科病院での身体科医師はその存在自体が危ういです．私にできることは，精神科薬物療法が安全に効果的に行われることを日々見守ることだけです．身体合併症の治療を通して，私は患者さんの魂を救えているのでしょうか．日々悩んでいます．悩みながらも精神科病院に10年以上も勤務できたのは，弱い存在である私をいつも妻が支えてくれたからでしょう．支えるとは保護することではありません．話をすること，共感をもつこと，異なる立場から愛情のある助言を行うこと，そしてそれらを無限に繰り返すことです．実利的な次元でも，論文の整理，スライド作成など妻の援助がなければ研究が進みません．本当に感謝しています．

　活字離れが進む現代では，特定の疾患や薬に的を絞った本を出版することはリスクが高すぎます．そのようななかでも，本書を世に送り出す作業をしてくれた編集の菊池桂一氏に感謝いたします．編集は創造力が求められます．著者という他人の頭のなかの作業を想像しなければならないからです．著者の意図を想像し，それを創造的な作品に構成しなおす作業は実に大変です．優れた編集者に出会えたことを感謝いたします．氏の存在がなければ，私のメッセージが皆さんに伝わらないのですから．

　この本を書きながら，「精神薬理学の進歩を臨床に応用するにはどうすべきか」ずっと考えていました．私の答えは，統合失調症を生きる患者さんを尊敬し，話をすること，共感をもつこと，異なる立場（身体科医師）から愛情のある助言を行うこと，そしてそれらを無限に繰り返すことです．

索　引

欧　文

— A —
agonist spectrum ………………… 93
at risk mental state for psychosis
　（ARMS）………………………… 10

— B —
brain gut axis …………………… 26

— C —
cognitive behavioral therapy（CBT）
　………………………………… 104
comorbidity ……………………… 22
critical period theory …………… 28

— D —
duration of untreated psychosis（DUP）
　………………………………… 23

— E —
emergence ……………………… 97

— F —
fluctuation ……………………… 63

— L —
legacy effect …………………… 27

— O —
off-target adverse events ……… 32
on-target adverse events ……… 32

— P —
paroxysmal perceptual alteration …… 67
psychosis like experiences（PLEs）… 9

— R —
Rudolf Schoenheimer …………… 88

— T —
therapeutic window …………… 35
third disease …………………… 21

— U —
up regulation …………………… 73

— W —
well being ……………………… 48

和　文

—あ—
アゴニスト・スペクトル ………… 93
ウェル・ビーイング ……………… 48
エピジェネティクス ……………… 12

— か —

ココ，カラ主義 ……………………… 112
コネクトーム ………………………… 97

— さ —

至適最小用量 ………………………… 37
情報負荷試験 ………………………… 55
精神病様体験 ………………………… 9
創発 …………………………………… 97

— た —

知覚変容 ……………………………… 67
治療窓 ………………………………… 35
直感 …………………………………… 58
ドパミン・システム・スタビライザー（DSS）… 44

— な —

認知行動療法 ………………………… 104
脳腸軸 ………………………………… 26

— は —

プレパルス抑制 ……………………… 19
プロバイオティクス ………………… 26
併存疾患 ……………………………… 22
変動幅 ………………………………… 63

— ら —

立方体モデル ………………………… 53
臨界期仮説 …………………………… 28
ルドルフ・シェーンハイマー ……… 88
レガシー効果 ………………………… 27

著者略歴

長嶺 敬彦　Nagamine Takahiko

1956年山口県萩市生まれ。1981年自治医科大学卒業。へき地医療に従事した後，1999年より吉南病院（単科精神科病院）に内科医として勤務し，精神疾患患者の身体疾患の治療に従事。麻酔科標榜医。内科学会認定医。医学博士。

【最近の著書】
抗精神病薬をシンプルに使いこなすための EXERCISE. 新興医学出版社, 2011

【最近の論文】
Abnormal laboratory values during the acute and recovery phases in schizophrenic patients: A retrospective study. Neuropsychiatr Dis Treat 6: 281-288, 2010

【趣味】
水泳，マラソン。写真は第19回おきなわマラソン（2011年2月20日）での著者。間もなくゴールの瞬間。

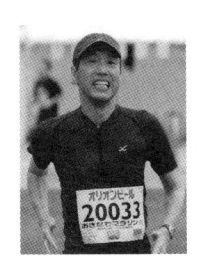

©2012　　　　　　　　　　　　　　　第1版発行　2012年4月11日

統合失調症を生きる
～精神薬理学から人間学へ～

（定価はカバーに表示してあります）

検印省略	著　者　　長嶺　敬彦 発行者　　林　　峰子 発行所　　株式会社 新興医学出版社 〒113-0033　東京都文京区本郷6丁目26番8号 電話　03（3816）2853　　FAX　03（3816）2895

印刷　株式会社 藤美社　　ISBN978-4-88002-832-3　　郵便振替　00120-8-191625

- 本書の複製権・上映権・譲渡権・公衆送信権（送信可能化権を含む）は株式会社新興医学出版社が保有します。
- 本書を無断で複製する行為，（コピー，スキャン，デジタルデータ化など）は，著作権法上での限られた例外（「私的使用のための複製」など）を除き禁じられています。研究活動，診療を含み業務上使用する目的で上記の行為を行うことは大学，病院，企業などにおける内部的な利用であっても，私的使用には該当せず，違法です。また，私的使用のためであっても，代行業者等の第三者に依頼して上記の行為を行うことは違法となります。
- JCOPY〈(社)出版者著作権管理機構 委託出版物〉
本書の無断複写は著作権法上での例外を除き禁じられています。複写される場合は、そのつど事前に(社)出版者著作権管理機構（電話 03-3513-6969, FAX 03-3513-6979, e-mail : info@jcopy.or.jp）の許諾を得てください。